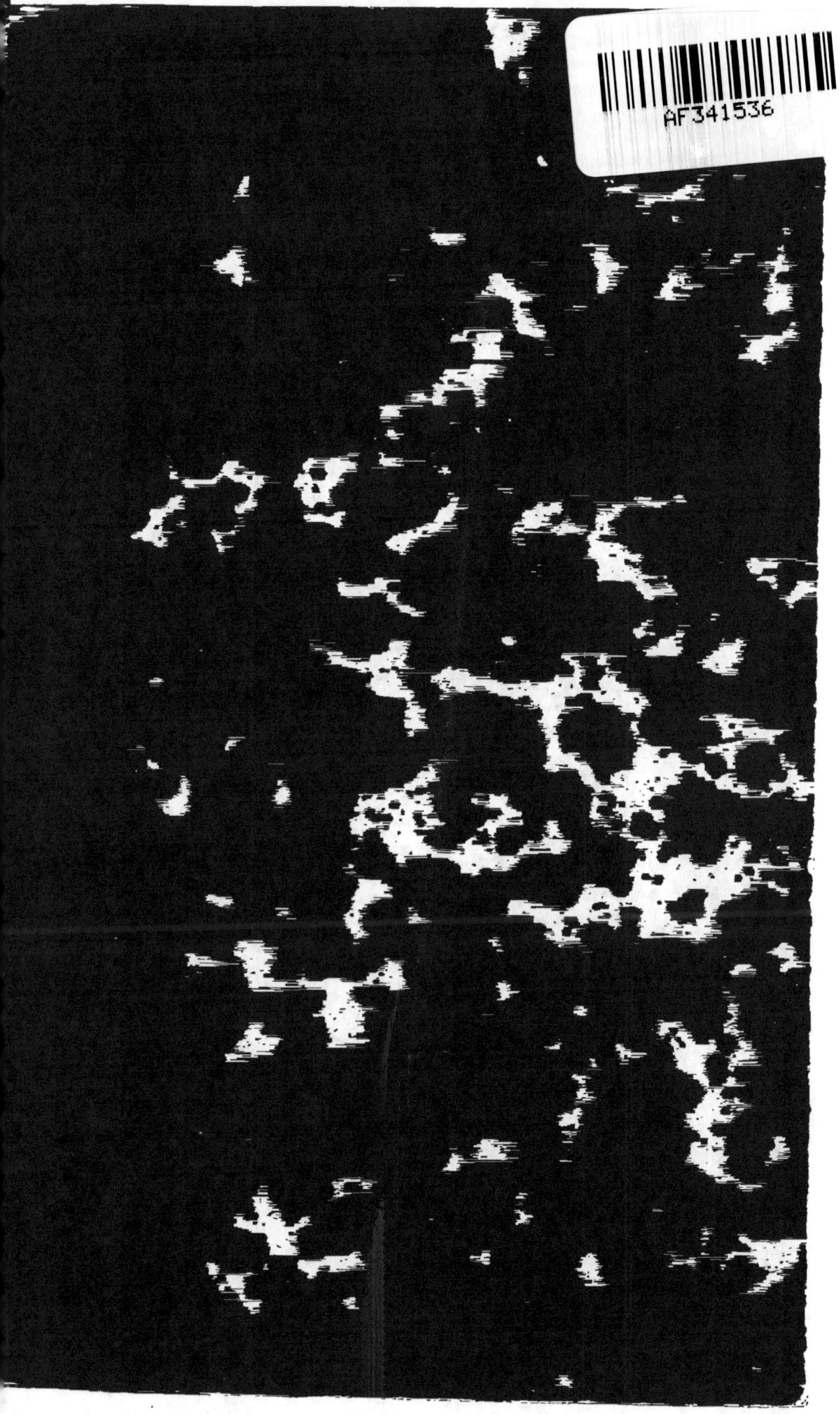

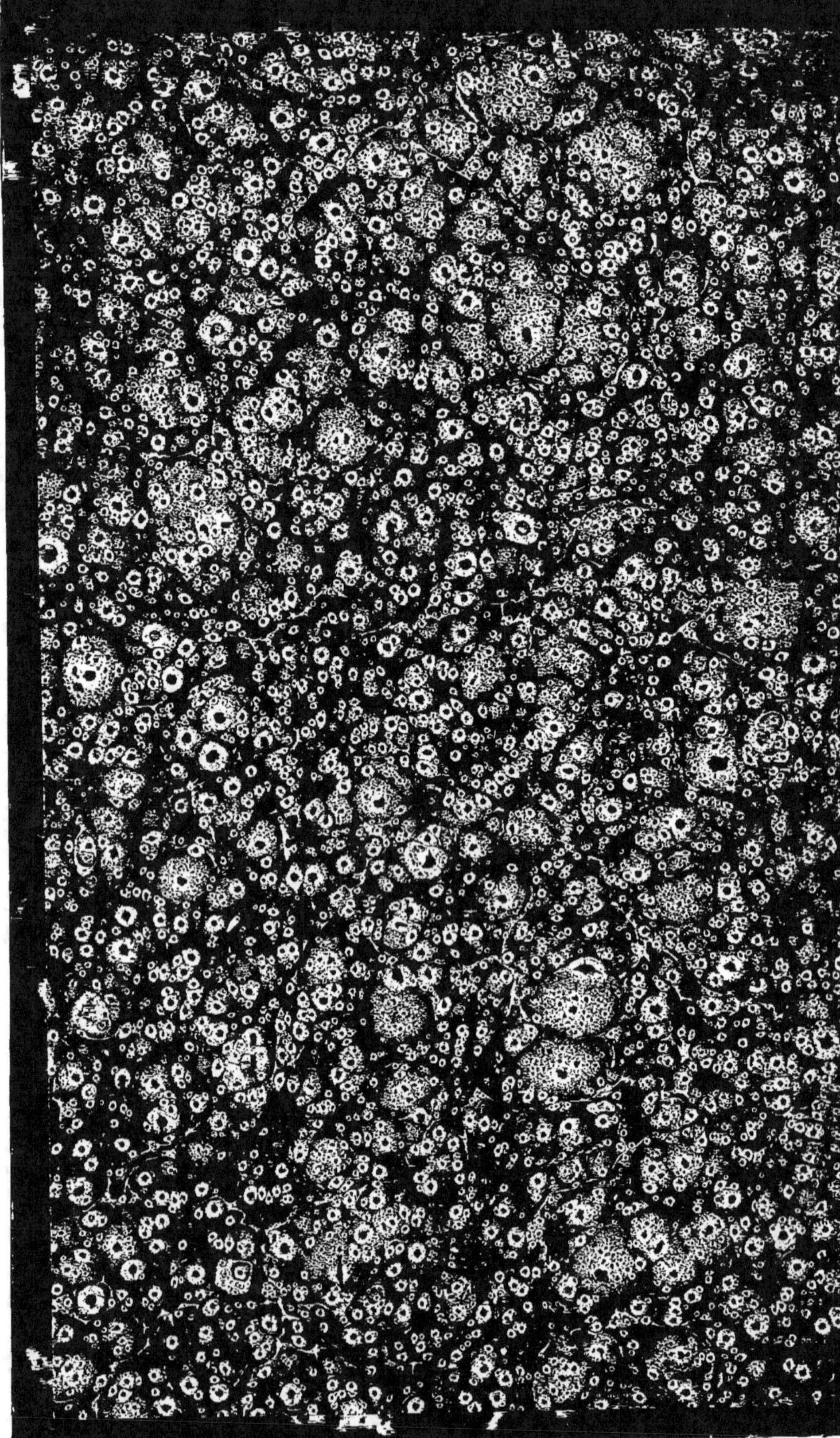

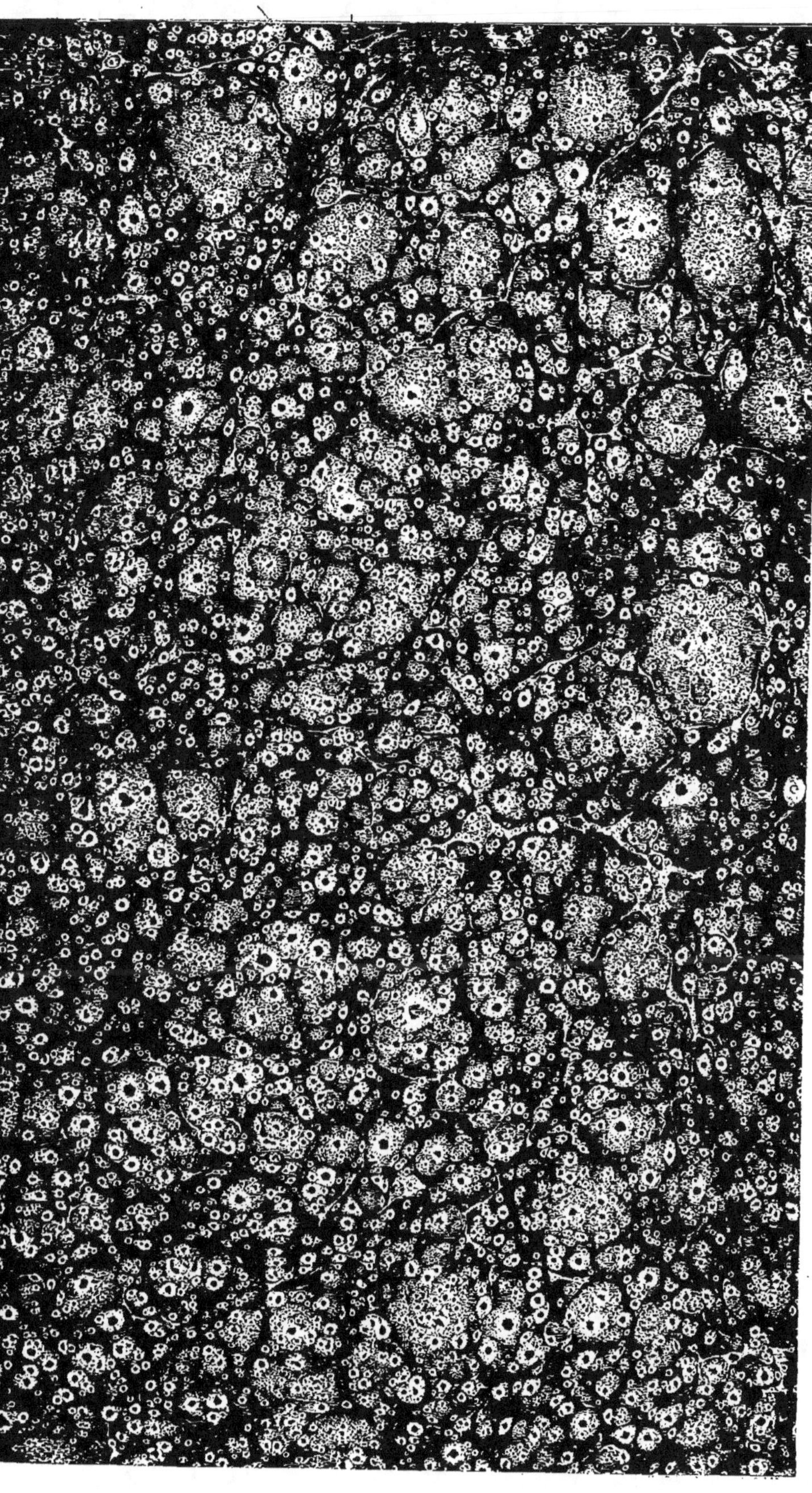

INDUCTIONS

PHYSIOLOGIQUES

ET PATHOLOGIQUES.

INDUCTIONS

PHYSIOLOGIQUES ET PATHOLOGIQUES

SUR LES DIFFÉRENTES ESPÈCES

D'EXCITABILITÉ ET D'EXCITEMENT,

SUR L'IRRITATION, ET SUR LES PUISSANCES EXCITANTES,
DÉBILITANTES ET IRRITANTES;

Par L. ROLANDO,

Professeur d'anatomie en l'Université royale de Turin, Conseiller extraordinaire de l'administration médicale supérieure, Médecin par quartier
du Roi de Sardaigne, Membre du comité provincial de vaccination,
Membre de l'Académie italienne des Sciences, Lettres et Arts, de celle
de Sienne, et de l'Académie royale des Sciences de Turin:

TRADUITES DE L'ITALIEN,

AVEC UNE INTRODUCTION ET DES NOTES,

Dans lesquelles la doctrine médicale italienne est mise en parallèle
avec la doctrine physiologique française,

Par A.-J.-L. JOURDAN,

Docteur en médecine de la Faculté de Paris, Chevalier de la
Légion d'Honneur,

et F.-G. BOISSEAU,

Docteur en médecine de la Faculté de Paris.

A PARIS,

Chez CAILLE et RAVIER, LIBRAIRES,

RUE PAVÉE SAINT-ANDRÉ-DES-ARCS, N° 7.

1822.

AVANT-PROPOS

DES TRADUCTEURS.

L'ouvrage dont nous offrons la traduction au public est une des plus intéres-
santes productions du docteur Rolando,
professeur d'anatomie en l'Université de
Turin, et auteur de plusieurs écrits généralement estimés. (1)

(1) Observations anatomiques sur la structure du
Sphinx Nerii, et autres insectes; 1805, *in-4°*, avec dix
figures.

*Sulle cause, da cui dipende la vita negli esseri orga-
nizzati;* avec figures. Florence, 1807.

*Saggio sopra la vera struttura del cervello dell' uomo
e degli animali, e sopra le funzioni del systema nervoso;*
avec figures. Sassari, 1809.

*Humani corporis fabricæ ac functionum analysis ad-
umbrata.* Turin, 1817, *in-4°*.

Osservazioni sulla pleura e sul peritoneo. 1818, *in-4°*.

Anatomes physiologica. Turin, 1819.

Cenni fisico-patologici sulle differente specie d'ecci-

1

Les Français verront sans doute avec plaisir un médecin étranger qui, s'élevant au-dessus des préventions nationales, rend souvent hommage aux travaux de nos compatriotes, et s'exprime toujours avec une sage réserve lorsqu'il croit devoir combattre leurs opinions.

L'ouvrage de M. le professeur Rolando appartient presque autant à la nouvelle doctrine médicale française qu'à la nouvelle doctrine médicale italienne ; l'auteur a su mettre l'une et l'autre à profit avec beaucoup de tact et souvent avec succès. Son livre, où l'on retrouve aussi des idées qui appartiennent au réalisme de Reil, c'est-à-dire à la plus belle époque de la vie de ce célèbre Allemand, nous a paru mériter de fixer l'attention des médecins

---

tabilità e d'eccitamento, sull' irritazione e sulle potenze eccitanti, debilitanti, ed irritanti. Turin, 1821, *in-*8°. Ce dernier ouvrage est celui que nous avons traduit.

physiologistes, et nous désirons de ne pas nous être trompés.

Plusieurs opinions de l'auteur exigeaient des développemens; nous avons cru qu'il ne serait pas inutile de faire quelques remarques critiques sur plusieurs autres : il est peu d'ouvrages qui n'en soient susceptibles. M. Rolando nous pardonnera aisément de n'être pas toujours de son avis : une sotte admiration flatte peu le mérite.

Nous avons pensé qu'il pouvait être avantageux de placer en tête de cette traduction un exposé rapide des idées fondamentales de Brown, de Bordeu, de Bichat et de M. Broussais, et d'indiquer en peu de mots l'état actuel de la théorie et de la pratique médicales en France. Cette Introduction, dont l'étendue a dû être calculée sur celle de l'ouvrage, fera mieux sentir au lecteur l'importance du traité de M. Rolando. Nous nous estiemrons heureux si notre travail peut contribuer en quelque chose au rapprochement de deux Écoles, dont l'influence s'étendrait promptement à toute l'Europe, si elles travaillaient sur le même plan au perfectionnement de la physiologie, de la science des maladies, et de l'art de les guérir.

INTRODUCTION.

L'ANATOMIE et la physiologie commençaient à fixer exclusivement l'attention des Français, l'école d'Édimbourg combattait avec succès les dogmes mixtes de celle de Leyde, et les Allemands marchaient encore sur les traces de Stahl, de Boerhaave et d'Hoffmann, lorsque Brown parut en Écosse. Après avoir brillé quelques instans dans sa patrie, il alla mourir en Angleterre, sans que l'Europe sût que le génie qui avait porté le dernier coup à l'humorisme venait de s'éteindre.

Si le savoir de Brown eût été aussi grand que sa pensée était vaste et profonde, au lieu d'imprimer la plus fâcheuse direction à l'art de guérir, il eût porté la théorie médicale au plus haut degré de perfectionnement. C'est lui qui le premier établit comme axiome fondamental en médecine, l'idée d'une propriété unique et indivisible, inhérente à chaque corps vivant, mise en jeu par les agens extérieurs, entretenue par l'action des solides sur les humeurs, et de celles-ci sur les solides, susceptible d'augmenter ou de diminuer sous l'influence des agens extérieurs, et s'épuisant peu à peu par l'exercice de la vie. Mais, privé de connaissances en anatomie, que Bordeu possédait à fond, il n'étudia les maladies que dans leurs symptômes, dans le trouble des fonctions qui s'exécutent sous nos yeux. Il n'en admit que deux ordres, les unes provenant de la diathèse sthénique, les autres dues à la diathèse asthénique. Toutes les maladies accompagnées de la faiblesse dans les muscles furent rangées parmi ces dernières, même celles qui offraient des symptômes non équivoques d'excès de force, lorsqu'elles étaient dues à des agens réputés débilitans. Le plus grand nombre des affections morbides fut donc attribué à la faiblesse. Suivant Brown, les maladies qui n'étaient pas l'effet d'une cause évidemment locale provenaient d'une diathèse; l'inflammation du poumon n'était que l'effet local de l'exalta-

tion générale de l'incitabilité, propriété
inhérente à tous les corps vivans. Ce réformateur méconnut complétement les
liens sympathiques des organes, le concours d'action qui résulte de leur commu-
nication au moyen des nerfs, des vaisseaux
et du tissu cellulaire. Il attribua tous les
phénomènes de l'irritation gastrique à la
faiblesse. Comme il n'admettait que deux
maladies, il n'admit non plus que deux
remèdes, les toniques et les débilitans;
parmi les premiers, il plaça l'opium. Enfin
la presque totalité des maladies étant, suivant lui, due à la faiblesse, il réduisit
l'exercice de la médecine à la prescription
automatique des stimulans.

La partie thérapeutique de cette doctrine fut accueillie en Angleterre avec
d'autant plus d'empressement qu'elle s'é-
loignait peu de celle de Cullen. Aux stimulans, on continua seulement de join-
dre les saignées, dans les cas d'inflamma
tion si frappante, qu'il n'était pas possible
de la méconnaître, et les purgatifs, toutes
les fois qu'il y avait de la constipation. La

méthode thérapeutique anglaise est donc fondée sur un mélange confus des préceptes des anciens, de Sydenham et de Brown. Les Anglais, profonds en économie politique, raisonnent peu en médecine; ils font une espèce de médecine empirique qui consiste à prescrire tel remède dans telle maladie, sans trop s'inquiéter de ce que c'est qu'une maladie. Comme ils avaient imité Sydenham, ils imitèrent Brown, sans s'attacher à perfectionner ou à rectifier sa théorie.

Portée en Allemagne par Girtanner et Weikard, cette théorie y jeta des racines profondes. Mais ce fut surtout en Italie qu'elle reçut l'accueil le plus étonnant. Introduite dans ce pays par J. Frank et Rasori, elle y fut profondément discutée. Le premier de ces deux médecins l'admit avec des restrictions, le second y fit une modification qui la dénatura presque entièrement, en admettant que certains agens extérieurs pouvaient directement diminuer l'incitabilité, *contre-stimuler* en un mot. Pendant ce temps,

M. Bertin fit connaître le brownisme en France. Cette doctrine y fut froidement accueillie; déjà elle régnait déguisée sous le nom pompeux de *médecine philosophique*. Une certaine tendance à l'inaction l'empêcha de devenir aussi nuisible qu'elle aurait pu l'être dans notre pays; mais néanmoins elle y fit assez de mal pour que tout esprit droit se réjouisse de l'en voir bannie à jamais. (1)

Bichat, riche des travaux de tous les physiologistes qui l'avaient précédé, et pénétré des grandes vues de Bordeu (2), de

---

(1) Nous nous plaisons à renvoyer le lecteur à l'excellent article Brown, dont notre savant collaborateur, le docteur Coutanceau, a enrichi la *Biographie médicale*. Paris, 1820-1821, *in-8°*, tome II.

(2) Bordeu est le premier de tous les médecins qui ait envisagé l'organisme sous son véritable jour, en n'y voyant que des parties sensibles et mobiles, vivant chacune à leur manière, et agissant simultanément pour l'intérêt commun. Nous ne saurions trop recommander aux praticiens, ainsi qu'aux élèves, la lecture de ses *OEuvres complètes*, réunies par les soins de M. Richerand. *Paris*, 1818, 2 vol. *in-8°*, chez Caille et Ravier.

Grimaud et de Vicq-d'Azyr, Bichat, en recommandant l'étude des propriétés vitales inhérentes à chaque organe, et non d'une propriété vitale unique inhérente à tout le corps selon Brown, féconda les travaux jusque-là stériles de Barthez, et jeta les bases d'un édifice immense dont il ne devait poser que la première pierre. Agité du pressentiment qui pousse le génie vers un but que lui-même ne voit pas toujours, et que souvent il n'atteint pas, il se hâta, comme s'il eût deviné que la mort allait le saisir. Un autre a recueilli son héritage; c'était celui de notre illustre Bordeu, mais enrichi des travaux de presque un siècle, et de ceux d'un grand homme.

M. Broussais, partant des opinions fondamentales de Brown, mais surtout de celles de Bordeu et de Bichat, voit dans le corps humain une collection d'organes qui sentent et se meuvent chacun à leur manière, réparent leurs pertes par une action *chimique vivante,* et sont subordonnés principalement à l'influence de la membrane muqueuse des voies digestives. L'action nerveuse préside à l'exercice de la vie ; mais les actes qui l'entretiennent ont lieu principalement dans le système vasculaire sanguin et lymphatique. La maladie la plus fréquente est l'irritation. C'est l'irritation qui constitue les fièvres, les inflammations, les hémorrhagies, presque toutes les névroses, et presque toutes les lésions dites organiques : le reste est du domaine de la faiblesse. Toutes les fièvres sont des gastro-entérites ; *gastro-entérite* et *fièvre* sont deux expressions entièrement synonymes. Sans l'irritation de la membrane muqueuse, surtout gastrique, il n'y a point de fièvre. L'irritation n'est jamais l'effet direct de la faiblesse. Pour la guérir, il faut prescrire la diète, les émissions sanguines, les agens pharmaceutiques propres à déterminer la médication émolliente, réfrigérante ; au déclin, on applique les stimulans dérivatifs sur les parties qui sont demeurées étrangères au trouble morbide. On peut encore appli-

quer des stimulans sur la partie irritée,
et l'on réussit ainsi souvent dans les maladies chroniques de la peau ; mais, dans
les affections aiguës des membranes muqueuses, cette pratique est toujours dan-
gereuse et souvent funeste. Lorsque la
gastrite est continue, il faut la traiter
par les émissions sanguines, la diète et
les boissons mucilagineuses; quand elle
est intermittente, on emploie d'abord,
si l'on en a le temps, ces mêmes moyens,
puis le quinquina. Presque toutes les
maladies chroniques, moins exclusivement dues à la gastrite, mais dépendant
presque toujours, si ce n'est même toujours, de l'irritation, doivent être trai-
tées comme les maladies aiguës continues, sauf les modifications qu'exigent la
longue durée et le siége du mal.

Telles sont les principales idées que
M. Broussais professe dans ses cours et
dans ses ouvrages. Elles reposent sur ce
grand axiome, que toute maladie est un
dérangement organique, et non pas une
lésion des propriétés vitales, ou d'un prin-

cipe chimérique. Mais il est évident que toutes les fièvres ne sont pas des gastro-entérites ; il n'est pas moins certain que la plupart d'entre elles ne sont qu'une nuance de l'irritation d'un organe quelconque, transmise au cœur, d'où elle se propage à un ou plusieurs autres organes, et que les stimulans ne doivent pas être irrévocablement bannis du traitement de ces maladies.

La plupart des médecins français sont aujourd'hui convaincus que tout groupe de symptômes annonce la lésion d'un ou de plusieurs organes ; que de la lésion d'un seul organe résulte ce qu'on appelle une maladie générale, lorsqu'elle s'étend plus ou moins au reste de l'organisme ; que le traitement antiphlogistique est indiqué dans le plus grand nombre des maladies, et notamment dans les fièvres ; que pour diriger avec efficacité ce traitement, et pour placer sans danger les stimulans nécessaires dans un plus petit nombre d'affections, il importe de s'assurer de l'état des voies gastriques. Enfin, dans toute maladie, chercher la nature et le siége du mal, pour mettre en usage les moyens curatifs avec le plus d'avantages et le moins d'inconvéniens possibles, tel est le principe auquel se rallient tous les médecins français qui ne repoussent pas les vérités de fraîche date par cela seul qu'elles n'ont pas été connues des anciens. Ce principe consacre l'union désormais indissoluble de la science de l'homme dans l'état de maladie, avec la science de l'homme dans l'état de santé, ou plutôt il réunit pour toujours deux branches d'une science qui n'aurait jamais dû être divisée.

On doit désirer que tous les médecins français observent désormais d'après ce principe, qui les conduira certainement à un système de médecine basé sur les faits, système dont le besoin se fait sentir depuis si long-temps.

On se plaît à répéter que les nouvelles idées passeront de mode; en attendant, elles se répandent, elles inondent la France; au lieu de contenir ce torrent

dans de justes limites, on l'abandonne à
son impétuosité ; ceux même qui ne s'en
approchent que pour l'observer finissent
par être entraînés.

La doctrine médicale française n'aura
point le sort du brownisme, quoi qu'en
disent ses adversaires. Ses progrès ne peuvent plus être arrêtés, car elle ne repose
pas sur des subtilités, sur une application
plus ou moins judicieuse de la méthode
analytique, de la méthode d'étudier en
histoire naturelle, à la science des symptômes. Elle est conforme au vœu des anciens, qui déploraient leur ignorance en
anatomie, et qui de temps en temps arra-
chaient à l'organisme quelques uns de ses
secrets. Elle n'est l'ouvrage ni d'un jour,
ni d'un homme, mais bien le résultat de
trente siècles d'observations cliniques, de
divagations philosophiques, physiques et
chimiques, de recherches anatomiques,
et d'expériences. Fille du temps et de la
pensée, c'est une parcelle de cette vérité
que l'homme ne peut qu'entrevoir. Si de
nos jours elle brille d'un plus vif éclat,

honorons sans bassesse et sans envie ceux qui l'ont portée à ce degré; ne fermons pas les yeux pour ne point la voir et dire qu'elle n'existe pas.

Le brownisme modifié en Italie par MM. Rasori et Tommasini, ainsi que par une foule d'autres médecins dont les opinions se rapprochent plus ou moins des vues de ces deux réformateurs, finira par disparaître entièrement de la terre natale des Valsalva, des Morgagni et des Baglivi. Il est temps que les médecins italiens se rallient au grand principe de la pathologie *organique*, la seule qui puisse donner des fondemens assurés à la thérapeutique. Déjà plusieurs d'entre eux rejettent les erreurs des contre-stimulistes disciples de M. Rasori, qui placent sur la même ligne, et qui administrent dans les mêmes cas le lait et les oxides métalliques, le mucilage et les amers, la saignée et les drastiques; qui prodiguent des doses effrayantes d'émétique et de jalap, et, bouleversant ainsi la science au lieu de la perfectionner, traitent les maladies in-

flammatoires par les agens les plus propres à enflammer les tissus avec lesquels
on les met en contact, dissertent sur
des mots, observent des symptômes, et
n'ouvrent pas de cadavres. Que ces médecins s'étonnent de ce qu'ils appellent
notre *timidité*, nous n'envions pas leur
hardiesse; ils sont en médecine ce que
les Anglais sont en chirurgie, entrepre-
nans jusqu'à la témérité, avec cette différence que des succès brillans n'ont pas
fait excuser l'audace des praticiens italiens. Sous le rapport de la thérapeutique,
leur méthode a encore plus d'analogie
avec celle des médecins anglais, ainsi que
l'a judicieusement fait remarquer le docteur Morgan, dans sa *Notice sur l'Etat
de la Médecine en Italie*. Cette analogie démontre jusqu'à l'évidence que le
brownisme, sous d'autres noms, exerce
encore sa funeste influence en Angleterre
et en Italie.

Le professeur Tommasini, qui mal-
heureusement n'a pas encore secoué le
joug du contre-stimulisme, quoiqu'il soit

si bien fait pour penser par lui-même,
vient de publier, sur l'inflammation et
sur la fièvre continue, un ouvrage dans
lequel il s'attache à démontrer, contre
Brown, contre les professeurs Pinel et
Richerand, contre Clarke, Reil, Sprengel et Thompson, Scavini, Rubini,
Amoretti et Guani, que l'inflammation
est toujours identique, qu'elle n'est jamais due à la faiblesse, que les différences qu'elle présente à l'observateur ne
dépendent que de la différence des parties
qu'elle envahit, et que l'inflammation dite
gangréneuse provient de ce que la phlogose s'étend à la substance médullaire
des nerfs de la partie affectée. Aussi mo-
deste que savant, M. Tommasini ne pense
pas avoir dit une chose nouvelle, en
avançant que l'inflammation consiste
toujours dans un surcroît d'activité vitale; le professeur Canaveri l'avait prouvé
avant lui; mais il est le premier qui ait
fait de cette vérité mère un principe
fondamental de la physiologie pathologique. On ne peut toutefois admettre son

opinion sur le rôle que les nerfs jouent dans la gangrène, pour peu que l'on réfléchisse un instant aux névralgies, véritables phlegmasies des nerfs lorsqu'elles sont très intenses, et qui pourtant ne sont jamais suivies de la gangrène du tissu dans lequel elles se développent. Il est fâcheux que le savant professeur de Bologne n'ait rejeté une erreur de raisonnement que pour adopter une hypothèse.

On doit vivement regretter que M. Tommasini, et les médecins distingués qui marchent sur ses traces, se croient encore obligés de suivre celles de M. Rasori dans la pratique de l'art. Espérons que des recherches plus approfondies les conduiront à des principes thérapeutiques plus conséquens à leur théorie pathologique. Tel est sans doute le résultat auquel arrivera M. Rolando, celui de tous les auteurs italiens qui se rapproche davantage de la doctrine physiologique française. La publication de l'ouvrage dont il se propose d'enrichir bientôt la littérature médicale, nous permet d'espérer cette heureuse réunion de deux écoles qui ne doivent rivaliser que de zèle et de savoir. C'est ici le lieu de rappeler ces paroles remarquables du professeur Broussais sur la doctrine de M. Tommasini et de ses compatriotes : « Je n'hésite pas à prédire que les progrès qu'elle fera la confondront un jour avec la nôtre, tandis qu'il n'est pas possible que la doctrine française rétrograde jamais vers la théorie italienne. (1) »

____

(1) *Journal universel des Sciences médicales*, t. XXIV, page 320.

PRÉFACE DE L'AUTEUR.

IL suffit au médecin instruit de jeter un regard, même superficiel, sur l'immense série des êtres vivans, pour se convaincre que les phénomènes merveilleux qui dépendent d'un organisme quelconque sont produits par des substances non seulement différentes les unes des autres, mais encore coordonnées avec un art admirable.

Une observation aussi facile à faire est plus que suffisante pour montrer que toutes les opérations qu'exécutent ces substances ne peuvent être le résultat d'une propriété unique et simple. Cette vérité est ensuite confirmée par les différences qu'on découvre tant dans leur composition, que dans l'organisation, et qui obligent aussi à admettre des propriétés tout-à-fait distinctes, correspondantes à chacune d'elles.

Il est bien vrai que ces opérations se réduisent en grande partie à des mouvemens plus ou moins simples ou composés, et qu'elles doivent, par conséquent, avoir toutes pour origine une *mobilité* quelconque ; mais puisqu'elles diffèrent tant les unes des autres, nous reconnaîtrons aussi que leur formation résulte de causes et d'élémens de nature diverse, raison pour laquelle nous devons admettre plusieurs sortes de *mobilité*.

Il faut avouer que jusqu'ici on n'a pas donné assez d'attention au mécanisme des phénomènes de la vie. Cependant il est facile de s'apercevoir que si certains d'entre eux sont les effets d'une action simple qui se passe entre les molécules, d'autres dépendent, en outre, d'une disposition particulière d'élémens plus composés, ou de parties différentes. C'est pourquoi on peut appeler *moléculaires* les plus simples, et, au contraire, *organiques*, ceux qui résultent du concours d'action de ressorts compliqués.

A l'aide de cette première division, qu'on peut regarder comme fondamentale, il est beaucoup plus facile d'expliquer toutes les propriétés vitales, surtout si on ne les envisage pas d'une manière trop abstraite, et si l'on a égard à leurs élémens. On a de cette manière deux méthodes différentes pour arriver à des notions plus exactes touchant les fonctions et les maladies du corps humain. En suivant la première, qu'on peut appeler *physiologique,* on commence par examiner les propriétés d'une manière abstraite, pour les assigner ensuite aux substances et aux organes qui en sont le siége (1). Cette marche s'adapte mieux que toute autre au développement de la doctrine de l'excitabilité et de celles qui en sont dérivées. L'autre méthode, qui a pour base l'*anatomie*, est celle que j'ai ébauchée depuis long-temps déjà dans mes cours de médecine théorique et pratique, ainsi que dans plusieurs de mes écrits (2). Cette seconde méthode est incontestablement susceptible d'être perfectionnée davantage, puisque les bases sur lesquelles elle repose sont déduites de la structure et de la nature de tous les corps vivans. C'est néanmoins avec son secours qu'on explique le mieux, non seulement tous les phénomènes dynamiques, mais encore tous les phénomènes physiques, chimiques et mécaniques que l'organisme, tant végétal qu'animal, offre dans l'état de santé et dans celui de maladie.

En m'imposant la tâche de soumettre à un nouvel

---

(1) *Sulle cause, da cui dipende la vita.*

(2) *Analysis adumbrata hum. corporis fabricæ.* — *Anatomes physiologica.*

examen le sujet intéressant de *l'excitabilité* ou de la *mobilité*, j'ai essayé aussi de combiner ensemble l'une et l'autre méthode ; car on se trouve tout naturellement conduit à ce résultat utile quand on veut connaître à fond les phénomènes de la vie, qui sont, sans nul doute, les plus obscurs et les plus merveilleux de la nature.

Je ne sache pas qu'en se livrant à l'étude et à la recherche de vérités et de faits qui sont d'une si haute importance pour les progrès de la médecine pratique, on ait jamais fait une application circonspecte et convenable de la méthode analytique, quoique cette méthode soit le guide le plus sûr, on peut même dire le seul qui puisse conduire à la connaissance de l'essence intime et de la véritable nature des maladies. Il était également impossible de s'élever à une analyse exacte de ces dernières, avant d'avoir terminé une opération aussi essentielle par rapport à des phénomènes qu'on a toujours confondus les uns avec les autres, malgré la différence bien réelle qu'on remarque entre eux, savoir les phénomènes *moléculaires* et les phénomènes *organiques*. Jaloux d'arriver à ce but, j'ai cherché à prendre en considération les élémens des différentes substances, savoir : 1°. *ceux* qui dépendent de la disposition diverse et du mode particulier d'assemblage de ces substances, d'où résulte une véritable organisation; 2°. les *propriétés* qui sont inhérentes à ces élémens; 3°. enfin, les *puissances naturelles* qui donnent lieu à des *opérations normales* plus ou moins compliquées. En continuant d'examiner de la même manière les *puissances nuisibles* ou *morbifiques*, on arrive, ou du moins on peut arriver à la connaissance de tous les *élémens* dont une maladie se compose, travail dont j'ai donné une esquisse dans les Tables physiologiques et pathologiques annexées à cet ouvrage. Une connaissance aussi essentielle ne peut manquer de diriger le choix des *élémens thérapeutiques* qui seront reconnus aptes, par dessus tous les autres, à anéantir les élémens et les actions morbides, opération qui, lorsqu'elle est bien dirigée, doit avoir pour résultat la guérison de la maladie. Rangés au nombre des élémens, les secours thérapeutiques se trouvent alors en conflit avec les précédens; et sans pousser plus loin les recherches, on reconnaît qu'ils peuvent se résoudre en plusieurs autres, représentés par les principes dont ils sont composés, et par leur action, qui varie en raison de la structure différente des parties sur lesquelles elle s'exerce. Voilà ce qui rend si difficile et si obscure cette partie importante de la médecine, qu'on voit cependant tous les jours être celle que fixe le plus l'attention du malade et des personnes qui l'entourent.

INDUCTIONS

PHYSIOLOGIQUES ET PATHOLOGIQUES

SUR

LES DIFFÉRENTES ESPÈCES D'EXCITABILITÉ ET D'EXCITEMENT, SUR L'IRRITATION, ETC.

PREMIÈRE PARTIE.

DES DIFFÉRENTES ESPÈCES D'EXCITABILITÉ ET D'EXCITEMENT, ET DE L'IRRITATION.

PROLÉGOMÈNES.

1. L'ORIGINE des corps vivans, et plus encore leur fin, c'est-à-dire la mort, ont dû dans tous les temps faire une forte impression sur les hommes, même les plus ignorans : aussi n'ont-ils pas tardé à s'apercevoir qu'ils jouissaient d'un mode d'existence par lequel ils se distinguent aisément d'une foule d'autres corps.

Cette manière d'exister est ce qu'on appelle la *vie*. Mais comme les phénomènes les plus surprenans la constituent et l'accompagnent, elle a, par cette raison, fixé, dès les temps les plus reculés, l'attention de tous les hommes qui pensent, des philosophes et principalement des médecins. Ces derniers devaient s'en occuper plus que personne, puisque le but de leurs travaux est de découvrir les causes cachées de la vie ; causes sous l'influence desquelles les nombreuses opérations qui distinguent les êtres vivans des autres choses créées, tantôt s'effectuent d'une manière conforme à l'état naturel, et qui a pour résultat le bien-être de l'individu, tantôt aussi s'exécutent d'une façon tout-à-fait irrégulière, et en faisant éprouver au sujet plus ou moins de malaise et d'incommodité.

2. Il est cependant facile de concevoir qu'en méditant sur de pareils objets, les uns ou les autres ont été naturellement conduits à admettre quelque chose d'extraordinaire, d'où doivent dépendre les divers mouvemens qui appartiennent en propre aux corps vivans.

Ce n'était pas une chose facile, même pour les esprits les plus éclairés, dans l'enfance des sciences, que de connaître les propriétés des matières et des substances qui entrent dans la composition de ces corps, pour ensuite, en réunissant ces notions les plus simples, s'élever à la connaissance des propriétés et des forces vitales. Cependant, à mesure que des hommes doués d'une grande perspicacité envisagèrent sous des aspects différens les divers phénomènes que présentent les corps vivans, ils admirent des causes inconnues, occultes et surna-

turelles, sous la dépendance desquelles ils rangè-
rent les opérations vitales, et l'existence des corps
dans lesquels ces actes s'exécutent. De profondes
méditations sur ces phénomènes eurent pour résultat la création de différens noms, à l'aide desquels on essaya de faire connaître le principe inconnu qui dirige les opérations de la vie. C'est
ainsi qu'Hippocrate s'est servi tantôt du mot τὸ
θεῖον, *quid divinum*, et tantôt aussi du terme φύσις,
natura, suivant qu'il lui paraissait que les fonctions
vitales dépendent ou d'un principe surnaturel et
divin, ou de lois communes à tous les corps de la
nature. Ce furent des réflexions semblables qui
portèrent quelques philosophes de l'antiquité à
imaginer une cause ou un principe intelligent,
proposé ensuite par Van Helmont sous le nom
d'archée, et que Stahl confondit plus tard avec
l'âme. Chacun d'eux s'efforçait de rendre raison
par des mots de toutes les fonctions des corps vivans, qu'il n'était donné à personne d'expliquer
par l'application des lois connues de la physique,
de la chimie et de la mécanique.

3. La doctrine de Stahl, quoique modifiée diversement par Borelli, Sauvages, Whytt, et plusieurs autres physiologistes, ne suffit cependant
pas pour expliquer tous les mouvemens des vaisseaux et des fibres, qui ne dépendent certainement
point de l'âme. C'est pourquoi Baglivi, guidé par
des observations faites sur diverses parties du corps

animal, s'aperçut que la plupart des mouvemens dont il s'agit étaient absolument sous la dépendance d'une propriété inhérente à la fibre, qu'il croyait être une sorte d'élasticité capable de donner naissance à des contractions (1). Frédéric Hoffmann admit aussi dans la fibre une élasticité semblable, qui se manifestait par l'intermédiaire de l'action du sang (2). Glisson trouva une meilleure explication, et fut peut-être le premier qui soutint que les contractions du cœur dépendent de la qualité irritante du sang, et d'une propriété de la fibre, à laquelle il donna le nom d'*irritabilité*. (3)

4. Il est cependant fort extraordinaire qu'une propriété aussi manifeste et aussi visible n'ait pas été reconnue plus tôt par quelqu'un des nombreux investigateurs qui se sont livrés à la dissection des animaux vivans. Il n'est pas moins étonnant qu'on n'ait eu une idée précise des phénomènes qui dépendent de cette propriété, que depuis les nombreuses expériences de Haller et de son disciple Zimmermann, et depuis les disputes presque sans fin auxquelles ces expériences ont donné lieu. Toutes ces discussions ne furent point infructueu-

---

(1) *Dissertatio de fibrâ motrice morbosâ.*

(2) *Medicin. ration. Syst. Præf.*

(3) *De Ventriculo et Intestinis*, 1677, *cap. de Irritabilitate fibræ.*

ses, puisque non seulement elles conduisirent à une définition exacte de l'irritabilité propre uniquement à la fibre musculaire, mais encore donnèrent lieu à une infinité d'expériences qui firent connaître les propriétés de tous les autres tissus qu'on n'avait point encore suffisamment distingués. Tel fut le résultat des travaux de Le Cat, de Zinn, de Fabre, de Laghi, de Caldani, et de Félix Fontana. Il arriva cependant que divers physiologistes, parmi lesquels on doit ranger principalement Cigna (1), De la Roche et Blumenbach, posèrent en principe que presque toutes les parties sont plus ou moins contractibles et irritables sous l'empire des stimulans, et que l'irritabilité ne présente de différence qu'à raison de son plus ou moins d'énergie, une seule et même cause produisant les contractions visibles et manifestes des muscles, non moins que les mouvemens obscurs des parties blanches et de nature celluleuse.

Tous les efforts qui tendaient à expliquer le mécanisme duquel dépendent ces propriétés étant infructueux, quelques physiologistes eurent recours, dans ces derniers temps, à un principe inconnu qu'ils désignèrent sous le nom de *principe vital*. Cette hypothèse n'ajoute rien à la masse de nos connaissances, car en l'admettant on n'acquiert

______

(1) *Thes. de Irritabil. ann.* 1757.

aucune notion de la cause inconnue d'où peuvent dépendre les propriétés des forces vitales. (1)

---

(1) L'auteur a fort bien vu qu'il est parfaitement inutile d'accoler à la substance vivante un principe sur la nature duquel on a fini par se taire, et auquel, en dernier lieu, on n'accordait plus que l'existence, sans jamais s'expliquer sur sa nature. Barthez crut avoir trouvé par là le moyen de rallier tous les phénomènes de la vie autour d'un centre commun ; mais, pour point central, il choisit une véritable *entité :* c'était vouloir expliquer le positif par le négatif. Ce physiologiste, justement célèbre, ne se borna pas à fournir ainsi le premier rudiment du brownisme ; il donna encore une attention toute particulière à l'étude des forces sensitives et motrices, c'est-à-dire qu'il étudia le sentiment et le mouvement dans l'homme tout entier. Bordeu a fait davantage ; il a proclamé ce grand principe, que chaque organe sent et se meut à sa manière : il est donc le chef de l'école physiologique française. On retrouve dans ses ouvrages le germe de l'Anatomie générale de Bichat ; c'est la source à laquelle tous les physiologistes de nos jours ont puisé, et M. Rolando lui-même doit être compté au nombre de ceux qui ont marché sur ses traces. Pourquoi n'a-t-il pas ajouté à ses Prolégomènes le sommaire des opinions du médecin béarnais et de notre Bichat ? M. Tommasini n'a pas omis de parler de ces deux grands hommes, dont les travaux ont ajouté à la gloire de notre pays.

(Note des trad.)

CHAPITRE PREMIER.

ARTICLE PREMIER.

De l'excitabilité et de l'excitement suivant les principes de Brown, et des perfectionnemens apportés à sa doctrine.

5. **Dans** cet état de choses, si la physiologie avançait à grands pas vers la perfection, si chaque jour on donnait une explication plus satisfaisante des fonctions d'un grand nombre d'organes, on n'avait cependant encore fait aucune application avantageuse à la pratique de la médecine, de recherches aussi lumineuses, qui demeuraient sans utilité manifeste au lit du malade, soit lorsqu'il s'agissait de caractériser la véritable nature d'une maladie, soit quand il était question de diriger les prescriptions des remèdes. Un changement si utile et tant désiré fut l'ouvrage d'un célèbre médecin écossais doué sans doute d'une grande sagacité, mais, autant qu'on en peut juger d'après ses écrits, trop peu versé dans l'étude des doctrines médicales.

Brown, faisant abstraction des nombreuses différences que les propriétés vitales présentent dans les diverses parties du corps, posa en principe qu'on doit reconnaître chez tous les êtres vivans une seule propriété, à laquelle il imposa le nom d'*excitabilité*, et de laquelle il fit dépendre tous les mouvemens qui se manifestent dans ces êtres.

(34)

6. L'excitabilité, selon Brown, est une propriété inhérente aux diverses substances dont tous les corps vivans sont composés. C'est par elle que toutes les parties, tant de l'homme que des animaux et des plantes, se ressentent de l'application des différens agens, c'est-à dire des puissances stimulantes. C'est par elle, en un mot, que ces parties diffèrent des substances mortes et inanimées. *In omnibus vitæ statibus, homo et reliqui animantes à mortuis se, vel aliá quávis inanimi materiá hâc solá proprietate differunt, quòd externis rebus, et quibusdam suis propriis actionibus sic adfici possunt, ut ipsis vivis propriæ suæ actiones efficiantur.* (1)

L'excitabilité ne se fait connaître que par la présence des stimulans : elle se manifeste à nous par l'effet qui résulte de l'application de ces agens, effet connu sous le nom d'*excitement*.

7. La vie, suivant le réformateur écossais, n'est autre chose que le produit de certaines forces extérieures, ou des puissances stimulantes, opérant sur l'excitabilité. Ainsi d'une même source proviennent toutes nos sensations, tous les mouvemens volontaires et involontaires, les opérations cérébrales, en un mot toutes les actions plus ou moins distinctes qui se manifestent tant chez les animaux les plus parfaits, que chez les plus simples, et même chez les plantes.

---

(1) Brown, *Elementa Medicinæ*, cap. 10, §. 10.

8. L'excitabilité est une et indivisible : elle est répandue également dans tout le corps. Du reste, peu importe de savoir quel en est le mécanisme, c'est-à-dire si c'est une matière ou une faculté, soit inhérente seulement pendant un certain laps de temps à cette matière, soit associée aux corps vivans. Brown pense qu'on doit plutôt éviter ces sortes de questions, qu'aller au-devant (1). Mais ce qu'il importe de savoir, c'est qu'à l'époque de la naissance, une certaine dose d'excitabilité échoit en partage à tous les corps organisés, et qu'une infinité de circonstances en fait varier, chez tous les individus, la quantité et l'énergie, que ces mêmes circonstances peuvent accroître ou diminuer. Brown établit enfin qu'elle a son siége dans la substance nerveuse et le tissu musculaire.

9. L'excitabilité étant sujette à des variations continuelles, par l'effet de toutes les puissances qui peuvent exercer une action quelconque sur elle, il suit de là que toutes les parties douées de cette propriété sont souvent excitables au plus haut degré par le contact des causes stimulantes les plus légères, tandis que, dans d'autres occasions, elles se montrent insensibles aux stimulans les plus éner-

---

(1) *Tàm hìc, quàm aliàs ubique rebus veris standum : lubrica causarum utpote ferè incomprehensibilium quæstio, venenatus ille philosophiæ anguis, cum curâ fugienda.* Brown, *Elem. Medic.* cap. 3, §. 18.

giques. De là Brown conclut que l'excitabilité se trouve augmentée et accumulée dans le premier cas, diminuée et épuisée dans le second. Ce dernier cas arrive principalement à la suite de l'application continuelle des stimulans. Mais, en s'accumulant par trop, l'excitabilité ne pourra plus supporter les stimulans un peu énergiques, et ceux qui sont plus légers donneront lieu à des mouvemens débiles et languissans, qui n'offriront pas la moindre apparence de force ou de vigueur : ce qui indiquera un état de faiblesse que Brown voulait qu'on désignât sous le nom de *faiblesse directe*.

Cependant comme il n'y a pas de corps qui ne produise quelques modifications dans les parties douées d'excitabilité, il résulte nécessairement de là que tous les corps de la nature qui peuvent exercer quelque action sur les parties excitables, doivent le faire en vertu d'une force stimulante, dont on les croit pourvus. Ce principe conduit à établir que tous les remèdes qui ont été employés utilement depuis tant de siècles, comme tempérans, réfrigérans, ou plutôt débilitans, ne peuvent être autre chose que des stimulans infiniment faibles, et qui ne paraissent relativement doués d'une vertu débilitante, que parce qu'ils consomment très peu d'excitabilité, et qu'en conséquence celle-ci s'épuise avec une lenteur extrême.

D'un autre côté, si le stimulus consomme sans cesse l'excitabilité, il doit nécessairement s'ensuivre que, par l'application continuée des stimulans, les divers organes, entièrement dénués d'excitabilité, seront tout-à-fait immobiles et inertes; la vie devra aussi de toute nécessité s'éteindre dans le même temps, puisqu'il ne peut plus s'opérer aucun excitement une fois que l'excitabilité se trouve détruite. Mais avant que d'arriver à ce terme, il est évident qu'on observera des phénomènes annonçant l'insuffisance de l'excitabilité; ces phénomènes seront l'effet d'un excitement languissant, et ils indiqueront un défaut d'action, de vigueur et de force, en un mot un état manifeste de débilité. Pour distinguer cet état occasionné par l'excès des puissances stimulantes, de celui de faiblesse directe, dont il a été parlé plus haut, et qui provient du défaut de stimulus, on lui a donné le nom de *faiblesse indirecte*.

10. Toutes les fonctions et les différens actes qu'exécutent les divers organes des êtres vivans sont donc des effets de l'action des puissances stimulantes sur l'excitabilité. La vie, qui n'est autre chose que le complément de ces fonctions et de ces actions, doit donc aussi, en conséquence de ce qui a été dit jusqu'ici, être un état forcé, c'est-à-dire le résultat nécessaire de l'action des stimulans sur l'excitabilité. En effet, aucun mouvement ne peut se concevoir sans le concours de l'une et des autres, et l'on ne saurait se former une idée de la vie sans leur influence réciproque.

Il résulte de là que le germe ou l'embryon doit être pourvu, dans l'origine, d'une excitabilité considérable et accumulée au plus haut degré, puisqu'elle n'a encore été épuisée par l'action d'aucun stimulus (1). Mais cette excitabilité se consumera ensuite d'une manière insensible dans l'exercice des opérations vitales. C'est pourquoi, à une certaine époque de la vie, elle doit n'être ni trop

---

(1) Il ne nous paraît pas exact de dire que le fœtus n'est soumis à aucun stimulus pendant son séjour dans la matrice. Cette erreur si grave de Brown n'a point encore été relevée. Elle prouve jusqu'à quel point le réformateur écossais était peu conséquent à ses propres principes. S'il était vrai que le fœtus ne reçût aucune impression stimulante, il faudrait supposer ou plutôt admettre qu'il ne vit pas pendant tout le temps qu'il séjourne dans la matrice, puisque la vie, selon Brown, consiste dans l'action des stimulans. Mais le fœtus reçoit le sang que lui transmettent les organes de sa mère; il se nourrit, il se développe, il se meut; il reçoit donc des impressions, il est donc soumis à l'influence de stimulans dont l'action ne peut être révoquée en doute. Ses organes réagissent déjà les uns sur les autres, puisque le mouvement nutritif a lieu, et qu'il se meut. Il est souvent affecté de diverses maladies : or toute maladie, selon Brown, est le résultat d'un excès ou d'un défaut de stimulus. Donc le fœtus est soumis à l'action de puissances stimulantes, et pour parler un instant le langage de Brown, son excitabilité peut être épuisée avant qu'il ne sorte du réceptacle organique dans lequel il s'est développé, puisqu'il meurt quelquefois avant d'en être expulsé. (*Note des trad.*)

accumulée, ni trop épuisée. Cette époque forme l'état de vigueur, de force, que l'on observe chez l'homme adulte; une fois qu'elle s'est écoulée, à la force succède l'état de faiblesse indirecte, ou la période de la vieillesse.

Ces changemens, effets des lois de la nature, peuvent se manifester plusieurs fois dans le cours de la vie, par l'action d'une infinité de causes, qui, donnant lieu aux états de faiblesse ou de vigueur dont il vient d'être question, sont la source et l'occasion de maladies de nature diverse. Ainsi, que les stimulans nécessaires viennent à manquer au corps animal, l'excitabilité s'accumulant en surabondance; il en résultera un état morbide de faiblesse directe, et il se formera une classe de maladies, désignées sous le nom d'*asthéniques*, qui auront pour caractère distinctif le défaut d'excitement. Au contraire, il surviendra des maladies *sthéniques*, c'est-à-dire causées par une augmentation de vigueur, et reconnaissables à un excès d'excitement, toutes les fois que l'action des puissances stimulantes aura été trop forte. Enfin les maladies par faiblesse indirecte naîtront de l'excès des stimulans, toutes les fois que l'excitabilité restante sera épuisée, de sorte qu'alors on observera seulement une faible réaction, et que l'excitement sera languissant.

11. Si l'on admet une théorie en apparence si claire et si méthodique des différens états mor-

bides auxquels l'homme est sujet, aussi bien que les animaux et les plantes, le traitement de toutes les maladies devient facile et raisonné. L'unique but du médecin doit être de réduire l'excitabilité à son état normal, et de régulariser, le diriger l'action des stimulans. Ainsi, dans les maladies asthéniques, l'emploi des stimulans est indiqué. Au contraire, on modérera l'excitement excessif par la soustraction de ces derniers. Enfin, quoique les indications qui doivent diriger la vraie méthode de traitement dans l'asthénie indirecte ne soient pas aussi manifestes, en réfléchissant toutefois que si l'on venait à augmenter l'action des stimulans, on ne tarderait pas à voir l'excitabilité s'épuiser et s'éteindre, il s'ensuit qu'on doit les diminuer par degrés, et les ramener, comme la raison l'enseigne, au point qui convient naturellement à l'individu.

12. Il n'existerait donc, suivant Brown, qu'une seule classe de substances médicamenteuses, c'est-à-dire celle des remèdes stimulans. La méthode débilitante se bornerait uniquement à la soustraction des stimulans naturels, c'est-à-dire des puissances qui entretiennent l'excitement naturel, ou la vie, et à l'emploi des remèdes qui, bien qu'excitans, ont cependant reçu, pour abréger, le nom de débilitans, parce qu'ils sont plus faibles que les excitans qui conviennent dans l'état normal.

Comme parmi les puissances stimulantes il s'en

trouve un grand nombre qui, au premier aperçu, semblent avoir une manière d'agir bien différente, quelques unes ont été appelées *diffusibles*, attendu que leur action se répand dans tout le corps d'une manière instantanée et passagère. D'autres, au contraire, ont reçu le nom de *permanentes*, parce que les effets qu'on en obtient sont moins prompts, mais de plus longue durée. Par la même raison, il semble que tous les stimulans n'épuisent et ne consument pas l'excitabilité de la même manière, puisque quand cette propriété paraît être éteinte, on obtient encore des effets en appliquant des stimulans de diverse nature, c'est-à-dire qu'en changeant de stimulant on produit l'excitement dans les parties qui s'y étaient montrées d'abord insensibles.

13. La doctrine de Brown, renfermée presque tout entière dans ces propositions, a été reçue en Italie et en Allemagne avec le plus grand enthousiasme par les esprits ardens et superficiels, que séduisirent sa simplicité et l'espérance de voir ainsi la médecine devenir une science raisonnée. Mais ceux qui connaissaient à fond l'économie animale ne se laissèrent pas aveugler aussi facilement; ils n'eurent pas de peine à s'apercevoir qu'il était presque impossible de faire dépendre tous les phénomènes physiques, chimiques, mécaniques et vitaux d'un organisme aussi compliqué que celui de l'homme, d'une propriété unique et simple, telle que l'exci-

tabilité, comme elle a été présentée par Brown? Plusieurs prévoyaient que cette décevante simplicité détournerait nécessairement les élèves de ces études approfondies sur tout l'ensemble de la nature organisée, qui doivent tant aux travaux de Spallanzani, de Fontana, de Scarpa, de Cuvier, de Comparetti, et d'une foule d'autres physiologistes et anatomistes. Ils craignaient, et avec raison, que la nouvelle doctrine, au lieu d'être favorable au perfectionnement de l'art de guérir, n'en arrêtât les progrès. D'autres, ne pouvant en aucune manière se rendre compte des phénomènes qu'offrent les maladies et l'action des remèdes mis en expérience, essayèrent de réfuter une doctrine qui leur paraissait erronée, ou au moins insuffisante pour diriger le médecin dans l'exercice de son art.

14. Cependant, des hommes doués d'un grand esprit et d'un savoir profond s'aperçurent que la doctrine de Brown reposait sur des principes certains et lumineux, qui résistaient aux objections les plus étudiées, et répandaient de la clarté sur les phénomènes les plus obscurs de l'économie vivante. Ils la crurent donc susceptible d'être perfectionnée, et firent tous leurs efforts pour la faire servir à la solution des questions les plus difficiles, pour la concilier avec les faits les mieux avérés. Parmi ces médecins brille au premier rang le célèbre professeur Tommasini. Il suffira de jeter un coup d'œil sur la troisième, la quatrième et la

cinquième de ses Leçons critiques de physiologie
et de pathologie, pour se convaincre que tout ce
qu'il a dit concernant l'excitabilité, c'est-à-dire l'aptitude à vivre, ou la vie, forme un corps de doctrine appuyé sur les raisonnemens les plus justes
et sur les observations les plus exactes, dans lequel
on ne retrouve de Brown que les noms de l'excitabilité et de l'excitement. Si l'on réfléchit à
ce qu'il rapporte, au sujet du point de vue sous
lequel le célèbre professeur Gallini (1) a considéré
les propriétés vitales, on pourrra facilement conclure avec lui que la doctrine de l'excitabilité est
née en Italie, et qu'elle s'y est agrandie, comme
je me propose de le démontrer.

ARTICLE II.

*Idée qu'on doit se faire de l'oxcitabilité et de ses
différentes espèces.*

15. Quoique la doctrine de l'excitabilité ait été
singulièrement perfectionnée par les réflexions in-
génieuses du professeur Tommasini, et que cette
propriété ne puisse plus être considérée comme une
simple abstraction, telle qu'elle avait été présentée
par son inventeur ; quoique le savant physiologiste
de Bologne ait démontré qu'elle résulte de l'assem-

(1) *Saggio di osservazioni concernenti i progressi
della fisica del corpo umano.*

blage de toutes les propriétés (1) qu'une infinité d'expériences a démontré exister dans les diverses substances dont l'organisme animal est composé ; quoique enfin le même auteur ait prouvé jusqu'à l'évidence que l'excitabilité comprend et embrasse l'irritabilité hallérienne, la faculté qu'ont les nerfs de transmettre les sensations, et la contractilité obscure tant des membranes que du tissu cellulaire ; cependant cette propriété si perfectionnée, si agrandie, et fondée sur des faits plus exacts, sur des notions plus positives, ne présente pas encore une idée assez précise des moyens à l'aide desquels on suppose que s'exerce la majeure partie des fonctions vitales ; elle ne se concilie point non plus suffisamment avec les phénomènes que l'organisation présente dans tous les êtres vivans (2).

------

(1) Dire de l'excitabilité qu'elle résulte de l'assemblage de toutes les propriétés qui se manifestent dans les diverses parties dont l'organisme est composé, c'est précisément retomber sur l'écueil que l'on veut fuir. De même que trois ne font pas un, les propriétés vitales réunies ne sauraient en former une seule. Si l'on admet dans ces propriétés des différences autres que celles de l'intensité, il n'existe plus entre elles aucune similitude, on ne conçoit plus leur simultanéité, ni leur dépendance réciproque, et l'excitabilité n'est plus l'expression abrégée de tous les phénomènes de la vie. La cause occulte de l'unité vitale, c'est le *principe vital* de Barthez, présenté sous un autre nom.

(*Note des trad.*)

(2) L'auteur a parfaitement raison ; il a bien vu le vice

16. Brown, en établissant que l'excitabilité est une propriété dont tous les corps vivans sont pourvus, depuis le plus simple jusqu'au plus composé, n'a fait aucune attention à la diversité de structure, au mécanisme si différent dans certains d'entre eux de ce qu'il est dans les autres, comme si une circonstance pareille ne pouvait nullement contribuer à modifier la propriété fondamentale par laquelle les substances douées de la vie se distinguent à un degré si éminent de celles qui en sont privées. Si l'on peut jusqu'à un certain point se dispenser d'établir cette distinction, lorsqu'on se borne à considérer les phénomènes de la vie philosophiquement, et pour ainsi dire d'une manière abstraite, il n'est plus permis au médecin, qui doit soumettre à une analyse sévère jusqu'aux moindres modifications que l'homme malade lui présente, d'examiner aussi superficiellement les principales causes d'où les diverses maladies peuvent tirer leur origine. On doit en outre s'attacher à connaître, autant que possible, les plus légères modifications auxquelles tel ou tel remède donne lieu, suivant qu'il exerce de préférence son action sur tel organe ou sur tel autre, et par conséquent approfondir tous les

---

radical de la doctrine italienne, et son livre tout entier est destiné à rectifier les idées de ses compatriotes sur la propriété qui caractérise la matière vivante.

(Note des trad.)

rapports qui peuvent exister entre l'organisation et les substances destinées à agir sur elle. Enfin, sachant que les maladies ne sont autre chose que des altérations de fonctions, le médecin, s'il veut avoir une idée nette de ces dernières, ne peut pas se dispenser d'examiner, autant que les circonstances le lui permettent, le mécanisme des propriétés des divers organes, ou la manière dont ces propriétés se manifestent, quoiqu'il soit peut-être impossible d'en pénétrer la première origine.

ARTICLE III.

De l'excitabilité moléculaire.

A. *Musculaire.*

17. MALGRÉ l'injonction formelle que Brown avait faite à ses disciples de ne point se livrer à la recherche de la nature et du mécanisme de l'excitabilité (1), malgré l'insuccès des recherches ayant pour objet d'en pénétrer le fond et l'essence intime, je ne crois cependant pas qu'il soit inutile d'examiner tous les phénomènes qui se présentent à l'observateur dans diverses circonstances. L'homme habitué à contempler les organes, les fibres et les vaisseaux des animaux en action, ne saurait man-

______

(1) Cette injonction seule prouve que Brown connaissait les écrits de Barthez, et qu'il a su en profiter sans en parler. (*Note des trad.*)

(47)

quer de s'apercevoir que quand un muscle vient à
être irrité, il se roidit, se durcit, et que ses fibres
se condensent, ce qui ne peut dépendre que d'un
rapprochement plus grand des molécules dont ces
dernières sont composées. Au contraire, dans l'état
de relâchement tant du muscle encore doué d'irritabilité, que de celui qui est privé de la vie depuis
plusieurs heures, on aperçoit manifestement moins
de cohésion, moins de condensation, dans ces
mêmes particules.

18. Quoique aucune des hypothèses imaginées
jusqu'à ce jour n'ait expliqué entièrement les phénomènes de la contraction musculaire, cependant,
si l'on admet une action électrique capable de maintenir les molécules dans une situation favorable,
et une autre qui produise et occasionne le rapprochement de ces mêmes molécules, comme il arrive
dans une foule de phénomènes de cette sorte, on
parvient à rendre raison de l'état différent dans
lequel se trouve la fibre musculaire, quand elle
entre en contraction (1). Par conséquent cette espèce d'excitabilité, c'est-à-dire l'aptitude de la fibre
musculaire à se contracter, ou l'irritabilité hallé-

---

(1) Voyez mon *Mémoire sur les causes d'où dépend
la vie*, pag. 29 et suiv. *Florence*, 1807. — Chiaverini,
Giornale di Parma, v. XI, 1814. — Chiaverini, *Essai
d'Analyse comparative*, chap 2. *Paris*, 1815. — Ritter,
Journal de Physique, page 247. 1818, vol. 1.

rienne, résulte du concours de plusieurs élémens, qui sont les molécules de substance musculaire, l'action nerveuse, ou le fluide nerveux, et le calorique (1). Ce dernier est, comme personne ne l'ignore, un élément nécessaire à toutes les différentes espèces d'excitabilité. Le fluide nerveux, pour entretenir l'excitabilité dans la fibre musculaire, doit agir d'une manière particulière, c'est-à-dire constamment et sans interruption : il diffère en cela de l'action nerveuse propre à exciter les contractions des muscles. Au reste, de quelque manière qu'agisse ce fluide, il paraît présenter une très grande analogie avec les fluides galvanique et électrique. (2)

B. *Cellulaire.*

19. Si l'excitabilité est beaucoup plus visible

____

(1) Il est reconnu en physique et en chimie que non seulement le nombre et les qualités des élémens, mais aussi leurs diverses proportions, donnent lieu à des composés divers et doués de propriétés différentes. Or pourquoi la même chose n'aurait-elle pas lieu dans la physique animale ? Ceux qui soumettent à des recherches approfondies tous les organes du corps animal par lesquels sont produits des effets si diversifiés, savent bien que d'un nombre plus ou moins considérable d'élémens organiques, c'est-à-dire de vaisseaux, de nerfs, de fibres, et autres semblables, dérivent des propriétés qui donnent lieu à des effets fort différens.

(2) *Saggio sulla vera struttura del cervello,* page 12 de la Préface.

dans la fibre musculaire, on ne peut pas néanmoins la révoquer en doute dans le tissu cellulaire
et dans les organes à la formation desquels ce tissu
concourt principalement. En effet, sa présence y
est démontrée par l'action de toutes les causes qui
sont propres à favoriser l'obscure contractilité cellulaire, comme le prouve l'application du froid.
On sait avec quelle facilité cette application détermine certaines contractions dans le tissu cellulaire,
et même dans toutes les parties, lorsqu'elles sont
lâches et flasques. La présence de l'excitabilité est
également prouvée par l'application du calorique,
qui, en s'interposant entre les molécules du tissu
cellulaire ou d'autres substances semblables, de-
venues roides et immobiles par un froid excessif,
les ramène à la position qui est le plus favorable
au jeu de l'attraction moléculaire. Par conséquent,
cette espèce d'excitabilité a pour élémens les molécules de substance cellulaire, le calorique et le
fluide nerveux, galvanique ou électrique. Le fluide
nerveux, répandu dans tout le corps, semble être
l'agent qui maintient la mobilité du tissu cellulaire
chez les animaux pourvus de nerfs; mais, chez les
êtres plus simples, chez ceux dans lesquels on ne
trouve aucun vestige de nerfs, le fluide électrique
ou galvanique, développé par le contact mutuel des
molécules, paraît être ce qui entretient l'excitabilité de la substance cellulaire dont ces êtres sont
uniquement formés.

4

C. *Nerveuse.*

20. Quoique cette espèce de mobilité, au moyen de laquelle les impressions reçues par les extrémités des nerfs se transportent jusqu'au *sensorium*, soit encore moins visible que la précédente, il n'en est pas moins vrai qu'en réfléchissant avec attention sur ce phénomène surprenant, il semble qu'on n'en puisse pas reconnaître d'autre cause qu'une disposition moléculaire éminemment apte à propager les impressions reçues, sans que cet effet ait lieu d'une manière différente de ce qui se passe dans une foule de corps qui sont plus propres que tous les autres à transmettre les impressions, les sons, les bruits, et autres mouvemens ou oscillations semblables, avec toutes leurs modifications infinies (1). Mais il semble aussi que cette disposition des molécules soit sujette à un grand nombre de variations, comme le prouvent les phénomènes de diminution et d'exaltation de la sensibilité, qui ont coutume de se manifester à l'occasion d'une foule de causes, principalement sous l'influence des vicissitudes de l'atmosphère. En effet, les cors aux pieds, les cicatrices et autres lésions semblables excitent, dans de pareilles circonstances, des sensations désagréables et de fortes douleurs,

---

(1) Biot, *Précis de Physique*, tome I, page 321. — Prochaska, *Leggi polari*, page 97. — Geoffroy, *Philos. anatom.* 4ᵉ Mém. §. 10.

(51)

ce qui ne peut provenir que d'un accroissement considérable de l'aptitude à sentir, ou d'une sensibilité plus exquise; et celle-ci doit incontestablement dépendre à son tour de quelque changement dans la situation des molécules, qui semblent être maintenues en place par un principe impondérable analogue à l'électricité. C'est pourquoi les élémens de cette espéce d'excitabilité, qu'on peut appeler *nerveuse*, se réduisent à des molécules de pulpe nerveuse, retenues dans leur situation respective par le calorique et par le principe impondérable dont j'ai parlé, ou par le fluide nerveux. (1)

D. *Cérébrale.*

21. Quand on porte son attention sur quelques phénomènes qui ont leur siége dans les hémisphères du cerveau, comme je l'ai démontré ailleurs (2), on ne peut pas se dispenser d'admettre, dans les fibres de ces hémisphères, des mouvemens qui doivent tirer leur origine d'une mobilité parti-

---

(1) Nous aurions aimé à retrouver ici le nom de M. Lamarck, qui depuis long-temps a publié des idées à peu près semblables, et dont on peut dire avec justice que les travaux, trop peu cités, quoique souvent mis à contribution, ont puissamment influé sur la direction heureuse imprimée à la biologie par les physiologistes les plus distingués de notre époque.

(*Note des trad.*)

(2) *Saggio sopra la vera struttura del cervello.*

culière et différente de la mobilité nerveuse. Ce n'est donc pas sans motif que je crois pouvoir indiquer une quatrième espèce d'excitabilité moléculaire propre aux fibres des hémisphères de l'encéphale, à laquelle je propose de donner le nom de *cérébrale*, et qui aurait pour élémens les molécules de la substance médullaire des fibres des hémisphères, le calorique et le fluide impondérable appelé nerveux. Cependant, l'obscurité qui règne encore à l'égard de la structure de ces parties, fait que je ne propose cette nouvelle espèce qu'avec beaucoup de circonspection, me réservant de mieux développer un jour ma proposition, tant à l'aide des observations qu'on pourra recueillir, qu'au moyen des réflexions auxquelles je serai conduit par le temps.

22. Les propriétés de la fibre musculaire, de la fibre cellulaire et de la pulpe nerveuse, qui viennent d'être passées en revue, sont réellement très différentes les unes des autres. En effet, si la fibre musculaire se contracte subitement, elle se relâche ensuite lorsque l'action stimulante vient à cesser. La contraction du tissu cellulaire paraît être plus permanente, mais moins rapide, ce qui la distingue de la précédente. Mais l'une et l'autre semblent être fort différentes de la propriété dont jouissent les ramifications nerveuses : les contractions ou raccourcissemens qui ont lieu, suivant toute vraisemblance, dans les fibres des hémi-

sphères, ne sauraient nullement rendre raison de la propagation au *sensorium* commun des impressions reçues, qui elles mêmes dépendent, comme je l'ai fait remarquer, des mouvemens moléculaires. L'existence de ces propriétés des diverses substances animales, rend nécessaire l'action moléculaire, quoique leurs molécules s'attirent et se meuvent de différentes manières, quoiqu'elles ne réagissent pas de la même façon les unes sur les autres. Or, puisque ces propriétés premières et simples de la fibre musculaire, de la fibre celluleuse et de la pulpe nerveuse, consistent en une action ou un mouvement moléculaire, afin de pouvoir distinguer ce mouvement d'autres qui dépendent d'un mécanisme compliqué avec beaucoup d'art, je crois devoir le désigner sous le nom d'*excitabilité* ou de *mobilité moléculaire*, et cette distinction paraîtra encore plus fondée et plus nécessaire, lorsqu'on aura lu la suite de cet ouvrage.

ARTICLE IV.

De l'excitabilité organique.

23. « L'EXCITABILITÉ, cette propriété caracté-
« ristique de la fibre vivante, n'est en elle-même
« rien de plus que la vitalité, la disposition ou
« l'aptitude à vivre. » Cette proposition du professeur Tommasini, non seulement a été accueillie par tous ses disciples, mais encore semble être une

de celles qui ont été adoptées le plus universelle-
ment, je dirai même par ses antagonistes (1).

En soumettant à un examen sévère toutes les
conditions nécessaires à l'exercice de la vie, et en
réfléchissant sur cet admirable phénomène, on
s'apercevra facilement que toutes les substances
douées d'irritabilité, de contractilité et de la faculté
de transmettre les impressions reçues, sont par
elles-mêmes inhabiles à constituer ce qu'on appelle
disposition et aptitude à la vie. En effet, si l'on
soumet un lambeau de muscle, de nerf ou de tissu
cellulaire, à l'action d'un stimulus quelconque,
le résultat se réduira à de simples contractions
et mouvemens, qui ne peuvent rien signifier par
eux-mêmes, ou qui tout au plus indiquent que
ce sont là les substances employées utilement par
la nature pour produire ces mouvemens ou excitemens simples, lorsqu'elle veut obtenir des effets
particuliers : car si cette seule condition suffisait pour

---

(1) Avant de connaître la définition que M. Tommasini
a donnée de l'excitabilité, l'un de nous avait défini cette
propriété : « L'aptitude des corps vivans à entrer en action, par suite de l'impression que les corps extérieurs
exercent sur eux, ou que les organes exercent les uns sur
les autres. » (*Journal universel des Sciences médicales*,
tome XXI, page 323.) Si l'excitabilité n'était que l'*aptitude à vivre*, on n'aurait nullement besoin de ce nouveau
mot, puisque nous avons celui de *vitalité*.

(*Note des trad.*)

donner à une simple masse de substance cellulaire, musculaire ou nerveuse, l'aptitude à la vie, cette masse formerait un être vivant; mais il est facile de voir que les substances revêtues des propriétés simples dont nous avons parlé jusqu'ici, n'exécutent aucune des opérations qui constituent la vie, et qu'elles ne réunissent point en elles-mêmes toutes les conditions nécessaires pour arriver à une telle fin.

Il faut donc nécessairement conclure que l'excitabilité, envisagée sous cet aspect, ne constitue pas ce qu'on peut appeler *vitalité* ou *aptitude à vivre*, mais qu'elle rend indispensable une autre condition en vertu de laquelle un corps donné puisse attirer et retenir en soi le stimulus, qui, par son action sur la substance irritable, doit produire l'excitement, lequel, répété et continué par l'effet de sa force intrinsèque, donne lieu à un mode particulier d'existence, qui a été désigné sous le nom de *vie*. On conçoit bien, d'après tout cela, que la condition requise consiste en une structure ou organisation particulière d'une substance excitable, afin qu'il en résulte un mécanisme par le moyen duquel puissent s'exécuter les opérations vitales.

A. *Vasculaire.*

24. En jetant un coup d'œil sur tous les corps vivans, et sur les principales fonctions de la vie, on peut établir que le mécanisme apte à produire

les effets en question, consiste dans la structure vasculaire. Donc il n'est pas possible de se former la moindre idée de la vie, sans admettre dans le même temps l'organisation vasculaire. Cette proposition est principalement démontrée par l'examen attentif des corps vivans les plus simples, dont toute l'organisation se réduit à une agglomération de vaisseaux plus ou moins parfaits et nombreux (1). Nous en trouvons la preuve manifeste dans les végétaux et les animaux les plus simples, tels que les tremelles, le nostoc, les conferves, les éponges, quelques alcyons, principalement l'*alcyonium bursa*, et les zoanthes, sans qu'il soit besoin de rappeler que la structure de tous les végétaux et animaux les plus parfaits est manifestement vasculaire. La texture de ces êtres, qui sont les plus simples que l'on connaisse parmi les corps vivans, étant telle, on voit bien qu'ils ne sont pas faits pour exercer d'autre fonction que celle de recevoir des fluides, et de les transmettre dans tous leurs vaisseaux.

25. On pourrait cependant objecter que tous les corps vivans dont je viens de citer les noms, ne présentent pas une structure vasculaire, puisqu'on

---

(1) *Sulle cause da cui dipende la vita.* — Mirbel, *Journal de Physique*, 1812, page 89, v. 2. — Georges Kieser, *Sur l'organisation des Plantes*; 1812. — Chaussier et Adelon, *Dictionnaire des Sciences médicales*, v. 38, page 208; 1819.

n'y a découvert autre chose qu'un tissu cellulaire ou spongieux (1). A cette objection, je répondrai que, sans le moindre doute, on n'observe ni vaisseaux artériels, ni vaisseaux veineux distincts chez ces êtres, mais qu'ils sont composés de tissus spongioso-vasculaires, de réseaux entrelacés, qui ne diffèrent en rien des tissus de vaisseaux capillaires dont sont formés les organes les plus parfaits de l'homme, tels que la rate, les poumons, les corps caverneux et autres semblables, tous composés de réseaux extrêmement déliés, comme le démontrent les injections élégantes et délicates de Ruysch, d'Albinus, de Scarpa, de Mascagni, de Sœmmerring, de Moreschi, de Panizza, et de beaucoup d'autres habiles anatomistes. On aurait encore à répondre qu'en supposant ces corps organisés formés uniquement de substance cellulaire, il ne serait plus possible d'expliquer toutes leurs fonctions. La structure vasculaire s'aperçoit très bien dans un grand nombre d'éponges, ainsi que dans certains alcyons, comme je l'ai démontré ailleurs, il y a déjà plusieurs années (2), et comme nous l'apprennent des observations exactes (3). Enfin, et j'en ai déjà

---

(1) Mirbel, *loc. cit.*

(2) Voyez la figure 4 de mon Mémoire *sulle cause da cui dipende la vita.*

(3) Voyez les belles figures de l'Éponge réticulée, données par Savigny dans la *Description de l'Égypte.* — Lamouroux, *Histoire des Polypiers coralligènes,* etc.

fait la remarque, le rudiment du système vasculaire, dans les animaux plus parfaits, est formé
d'un pareil tissu spongieux, que Pander a désigné
sous le nom de *blastoderme*. Ce tissu se déploie,
se développe ensuite au moyen de l'incubation, et
se transforme insensiblement en ce qu'Haller ap-
pelait *figura venosa*, offrant aux regards de l'observateur surpris, d'abord des lacis extrêmement
déliés, puis des vaisseaux un peu plus distincts,
enfin des artères et des veines bien prononcées. En
outre, comme ce blastoderme, ou tissu spongioso-
vasculaire, existe aussi dans l'œuf non fécondé,
dès qu'il se trouve exposé à une température convenable, il se dilate, il s'épanouit avec le seul secours de sa propre excitabilité et de sa structure
vasculaire, et s'accroît, aussi-bien que les humeurs
contenues dans son intérieur. Ce phénomène paraît avoir quelque rapport avec celui qu'offrent les
corps connus sous le nom de *môles*, qui, se formant,
chez les animaux les plus parfaits, sous l'influence
d'une fécondation incomplète, n'offrent absolument autre chose qu'une masse spongioso-vasculaire, composée d'un entrelacement ou d'un lacis
de vaisseaux fort déliés, au moyen desquels ils acquièrent un accroissement notable.

26. Si donc, partout où s'observe le plus léger,
le plus obscur excitement vital, là aussi se rencontre une texture vasculaire, comme le prouvent
clairement les tremelles, le nostoc, les éponges, les

(59)

alcyons et les môles des animaux plus parfaits, c'est
un signe manifeste que la seule substance excitable
ne jouit pas par elle-même de l'aptitude à vivre, de
la vitalité, qu'elle ne suffit pas seule à l'exercice
de la vie, même la plus simple, mais qu'il faut
encore la plus nécessaire de toutes les fonctions
vitales, c'est-à-dire la circulation des humeurs, qui
rend indispensable l'existence de la trame vasculaire. D'après cela, la vitalité diffère de la simple
excitabilité musculaire, et résulte de la combinaison
de celle-ci avec une disposition spéciale des parties, en vertu de laquelle elle forme un organisme
spongioso - vasculaire, qui, irrité par des puissances stimulantes convenables, donne lieu à un
excitement plus compliqué, lequel constitue la vie
(44, 45). C'est pourquoi il faut absolument distinguer cette faculté qu'acquiert une substance excitable douée d'une structure vasculaire, de celle
dont diverses substances jouissent en vertu de leur
composition élémentaire ; et si celle-ci a été appelée
moléculaire, pour des raisons que j'ai développées
précédemment, l'autre peut être désignée sous le
nom d'excitabilité *organique* ou *composée*, afin de
la différencier d'avec les autres espèces de mobilité
qui, étant pareillement dépendantes de la texture
ou de la disposition des parties, doivent être désignées sous des noms particuliers. (1)

____

(1) L'un de nous a distingué, dans l'article Asthénie du

On peut inférer de là que l'excitabilité simple ou moléculaire, et l'excitabilité vasculaire, existent dans tous les corps vivans les plus simples et composés seulement de vaisseaux, dans le rudiment du système vasculaire ou le blastoderme de Pander, dans l'œuf qui n'a point été couvé, et en outre dans tous les tissus composés de vaisseaux capillaires chez les animaux les plus parfaits, tissus dans lesquels néanmoins cette espèce d'excitabilité se trouve modifiée par l'action des nerfs, car ses élémens sont la substance cellulaire excitable associée à la structure vasculaire, et quelquefois à des nerfs (47).

B. *Nerveuse.*

27. En pesant bien tous les phénomènes que présentent un nombre infini de corps vivans, et réfléchissant aux symptômes qui caractérisent les maladies, on se persuade aisément qu'il ne peut exister aucune propriété, ou, si l'on aime mieux, aucune opération ou fonction, qui ne soit dépendante de la disposition des principes, atomes ou molécules élémentaires, ou de la diverse structure et organisation de quelque partie. Admettre des propriétés sans qu'elles soient principalement dé-

---

Dictionnaire abrégé des Sciences médicales, tome II, page 293, « les mouvemens qui servent uniquement à la nutrition, à la conservation de chaque organe, et ceux qui sont nécessaires à l'accomplissement des fonctions qu'il remplit dans l'économie animale. » (*Note des trad.*)

duites de la structure, ou étroitement liées soit à une disposition moléculaire, soit à un mécanisme particulier, ou enfin fondées sur ce mécanisme, c'est vouloir s'attacher à connaître superficiellement l'effet, sans en rechercher la cause, ce qui ne peut manquer de conduire à des conséquences bien souvent erronées.

Les fonctions de ceux des êtres vivans qui ne sont doués que de la seule excitabilité vasculaire, étant très simples, il s'ensuit que si on fait attention à ceux qui sont construits de manière à pouvoir exercer des fonctions plus complexes et plus parfaites, on s'aperçoit que ces fonctions dépendent d'un organisme plus composé, d'où il doit résulter quelque autre propriété assez compliquée, qu'on est obligé de distinguer des précédentes, si l'on veut exposer l'histoire de la vie avec la clarté nécessaire.

28. Personne n'ignore que chez tous les animaux, à l'exception de ceux qui sont compris dans les classes inférieures, il existe des filamens extrêmement déliés, qu'on désigne sous le nom de *nerfs*, et qui, tirant tous leur origine d'un point ou d'un centre commun, constituent le système nerveux. C'est une chose évidente qu'une pareille disposition établit entre toutes les parties, entre tous les organes de l'animal, une liaison, une connexion telle que quand un seul point vient à être irrité ou lésé, toute la machine s'en ressent faci-

lement. Il résulte de là, que, comme chacun le sait, en touchant avec une certaine force l'extrémité d'un nerf, tous les autres s'en ressentent, puisqu'ils tirent leur origine du même point. De cette impression proviennent ensuite des mouvemens qui sont produits d'une manière bien différente de celle dont naissent ceux que nous avons dit dépendre de l'excitabilité moléculaire ou vasculaire. En effet, on s'aperçoit facilement que l'irritation, portée sur l'extrémité d'un nerf, est suivie de mouvemens et d'opérations qui ne sont pas des effets simples, comme ceux qu'on obtient en stimulant un lambeau quelconque de substance soit cellulaire, soit vasculaire, ou quelques petits vaisseaux, dont la contraction donne lieu à un excitement qu'on peut appeler local. Par conséquent, quelle que soit l'irritation faite sur l'extrémité d'un nerf quelconque, elle doit se transporter au centre commun, c'est-à-dire au *sensorium* plus ou moins parfait chez les divers animaux; l'origine de tous les autres nerfs se trouvant ainsi affectée, la réaction se propagera aux muscles par leur intermédiaire, et on obtiendra de cette manière des mouvemens, par lesquels seuls on sera informé qu'un nerf quelconque a été lésé ou irrité. Mais comme toute espèce de mouvement ou d'excitement n'est autre chose que le résultat de l'action de quelque stimulus sur l'excitabilité, ainsi que je l'ai démontré plus haut, peut-on admettre que, dans le cas dont

il s'agit maintenant, l'excitement obtenu par l'irritation portée sur le nerf, dépende d'une excitabilité dont la nature ne diffère point de celle de
l'excitabilité moléculaire, ou de l'excitabilité vasculaire?

29. Comme le concours d'un grand nombre de
parties, construites et disposées avec un art particulier, est nécessaire pour obtenir cette sorte de
mouvement, et comme en outre chacune de ces
parties contribue à produire l'effet par des propriétés, des forces et des actions différentes, c'est
une chose parfaitement claire que les excitemens
obtenus de cette manière ne peuvent pas dépendre
d'une simple mobilité moléculaire. Mais comme
on aperçoit là un organisme admirable et assez
compliqué, on doit les considérer comme les effets
d'une excitabilité organique, c'est-à-dire comme
les résultats de l'action d'un grand nombre d'organes, qui conspirent ensemble (1). L'excitabilité
vasculaire dépendant d'ailleurs d'un mécanisme
peu compliqué, puisque les élémens qui concourent
à sa formation sont en petit nombre, et celle que
j'ai dit être nécessaire à la production des mouvemens dont il s'agit, étant au contraire très composée, attendu qu'elle résulte de la réunion de
toutes les parties qui constituent le système nerveux, et qui le rendent plus parfait, il découle de là

____

(1) *Hum. corp. fabr. Analys. adumbr.* p. 33.

que l'excitabilité doit être très différente dans les deux cas. C'est pourquoi je propose de l'appeler, dans le second, excitabilité *organique nerveuse*, pour la distinguer de la moléculaire nerveuse, qui appartient en propre à la substance ou à la pulpe des nerfs (20). Et comme il est fort important de s'en former une idée aussi exacte que possible, je crois convenable d'en examiner tous les élémens, et d'approfondir les opérations singulières de ces derniers.

30. Tous les nerfs, tant ceux des sens que ceux qui servent soit au mouvement musculaire, soit aux mouvemens destinés uniquement à entretenir la vitalité, la mobilité, dans les divers organes, sont aptes à recevoir et à transmettre jusqu'à leur origine les impressions agréables et désagréables que font sur eux les divers corps avec lesquels ils se trouvent en contact. C'est à cette aptitude, à cette capacité, que nous avons donné le nom d'excitabilité moléculaire nerveuse. Il convient d'avouer que jusqu'à ce jour c'est seulement à l'aide de conjectures qu'on est parvenu à donner quelque idée de ce phénomène, car il ne paraît pas qu'un fluide coulant dans les nerfs puisse être apte à transmettre tant d'impressions, modifiées, on peut le dire, de mille manières différentes. La supposition de certaines fibres qui, en se contractant, produiraient les effets dont il s'agit, n'est pas une hypothèse plus admissible, car on ne saurait expliquer, par le

moyen de ses contractions, la propagation des impressions reçues et des mouvemens.

31. Cependant, l'analogie étant la seule chose qui puisse servir de guide et d'appui dans l'explication des actes dont nous parlons, il est infiniment probable que les molécules de la pulpe du nerf agissent d'une manière analogue à celle des molécules de certains corps qui sont éminemment aptes à transmettre les sons, ce qui s'effectue, sans nul doute, au moyen d'une action et d'une réaction de ces mêmes molécules, maintenues dans une situation convenable par le fluide nerveux (20).

32. Les origines de tous les nerfs se confondant ensemble dans la moelle allongée, il est évident que les impressions, les irritations, toutes rassemblées à ce point par le moyen d'un ou de plusieurs nerfs, doivent agir sur l'origine des autres d'une manière à la vérité tout-à-fait inconnue jusqu'à ce jour, mais telle cependant qu'elle puisse déterminer le passage d'une force nerveuse, qui, se répandant jusqu'à l'extrémité d'un ou de plusieurs nerfs destinés à des muscles, excitera subitement ceux-ci à entrer en contraction. La nature de cette force nerveuse paraît dépendre d'un fluide, que beaucoup de personnes ont appelé *fluide nerveux*. A l'appui de cette opinion viennent les nombreuses expériences dont je me suis servi pour démontrer que l'organe sécréteur du fluide nerveux est le cervelet, qu'on peut croire plus propre qu'aucune

autre partie du cerveau à fournir une pareille sécrétion, en raison de sa structure particulière, qui
présente une très grande analogie avec la pile galvanique (1). Et non seulement je m'étaye des expériences que j'ai faites sur une multitude d'animaux des classes dans lesquelles on trouve un
cervelet bien distinct, mais encore je puis citer en
ma faveur un assez grand nombre de faits pathologiques bien observés. (2)

---

(1) *Saggio sopra la vera struttura del cervello.*

(2) Voyez Bianchi, *Storia medica di un' apostema
nel lobo destro del cervelletto, che produsse la paralisi
della parte destra in una giovinetta.* Rimini, 1772, *in-8.*
— Rachetti, *del Midollo spinale*, p. 273. — Morgagni,
Epist. anat. med. LXII. — Darwin, dans sa *Zoonomie*,
rapporte que les bœufs d'Amérique qu'on tue à coups de
fusil, se roulent et foulent aux pieds l'herbe tout autour
d'eux lorsque la balle pénètre dans les hémisphères, ce
qui n'a pas lieu quand ces animaux sont frappés au cervelet, car alors ils tombent paralysés, et ne se remuent
plus. — *Journal complémentaire du Dictionnaire des
Sciences médicales*, tomes I et VI. — M. Geoffroy-Saint-
Hilaire, et d'autres écrivains encore, disent que les ver-
tèbres avec leurs cartilages intermédiaires peuvent repré-
senter une pile galvanique. Il suffit toutefois de faire observer qu'on peut offenser ces os, sans léser les mouvemens
volontaires, pour montrer combien peu une pareille supposition est fondée. — Nysten a observé une paralysie des
extrémités inférieures produite par une tumeur, de nature squirrheuse, qui s'était développée au milieu du cer-

33. On voit facilement, d'après tout ce qui vient d'être dit, combien le mécanisme d'où dépend l'excitabilité nerveuse est compliqué, car on reconnaît qu'il se compose de l'excitabilité moléculaire des nerfs, d'actes ou mouvemens obscurs qui ont lieu dans la moelle allongée, d'organes aptes à préparer et à transmettre les puissances irritantes, et enfin de l'irritabilité ou excitabilité moléculaire des muscles. Ce sont là, en effet, les phénomènes qu'on peut considérer comme étant les élémens de l'excitabilité nerveuse.

34. Il est nécessaire aussi de ne pas perdre de vue que certaines impressions ou irritations se propagent toujours par les nerfs, de telle sorte qu'arrivées au centre ou *sensorium* commun, elles ne déterminent pas le passage du fluide nerveux du cervelet dans les muscles, mais, s'étendant d'une manière spéciale, et propageant leur action à d'autres organes, elles deviennent la source d'excitemens morbides particuliers, qu'il importe beaucoup de connaître (86).

Il n'y a pas de doute que, parmi toutes les opé-

---

velet. — *Bulletin de la Faculté de Médecine de Paris*, 1816, n° 8. — M. Brera, dans le fascicule X de son *Journal de Médecine pratique*, dit, à l'appui des observations de M. Valette, que la partie qui préside aux facultés intellectuelles n'est pas celle qui fournit aux muscles le principe d'où dépendent leurs contractions.

rations qui concourent à produire les excitemens dépendans du système nerveux, la plus importante est celle qui se passe au point de réunion de tous les nerfs. Mais comme tout ce qui arrive dans ce point central, ou dans le *sensorium* commun, nous est absolument inconnu, nous éprouvons une grande difficulté à donner une explication parfaite et entière de ce qui concourt à former et à constituer l'excitabilité nerveuse. Cependant, puisqu'il est démontré que ce n'est pas dans les nerfs, mais bien dans les parties centrales auxquelles ils aboutissent, que réside la sensibilité ou la faculté de sentir les impressions faites sur leurs extrémités, c'est donc principalement de cette faculté que dépend l'excitabilité dont nous nous occupons, tout aussi-bien que les divers excitemens qui en résultent quand elle vient à être mise en jeu par l'action des puissances stimulantes.

On pourrait dire que l'excitabilité nerveuse doit être en outre considérée comme élément de toutes les autres espèces d'excitabilité, puisque c'est l'action des nerfs qui règle et dirige l'excitabilité musculaire, la vasculaire et la nerveuse. Mais comme le fluide nerveux paraît être ce qui influe sur elles toutes, autant qu'on peut les considérer séparément, elles doivent toutes aussi le reconnaître pour élément. Cependant, chez les êtres dépourvus de nerfs, ce sera le fluide électrique qui maintiendra l'excitabilité cellulaire et là vasculaire, puisqu'il est le seul qui existe dans les corps vivans les plus simples. Il est absolument nécessaire de partager l'excitabilité organique en plusieurs autres espèces, dont chacune a une nature particulière, parce qu'elles proviennent d'élémens différens, et qu'elles sont exposées à l'action de stimulans, naturels et morbides, assez peu semblables. On doit en outre distinguer principalement ces diverses espèces d'excitabilité, parce qu'elles donnent lieu à des excitemens naturels et morbides tout-à-fait différens, dont la connaissance peut seule procurer une idée exacte d'un grand nombre de maladies, et mettre à portée de conclure quels sont les remèdes qu'il convient le mieux d'employer pour obtenir la guérison. En effet, tous ne produisent pas les mêmes effets ; ceux-ci dépendent beaucoup de la structure des parties et de la nature de l'espèce d'excitabilité sur laquelle les remèdes viennent à exercer leur action. L'excitabilité organique pourrait être divisée en deux espèces primaires, qui seraient la *vasculaire* et la *nerveuse* : cette division correspondrait aux deux principaux systèmes, vasculaire et nerveux, dont nous avons démontré ailleurs l'existence dans la nature.

35. En récapitulant tout ce qui vient d'être dit, nous voyons que l'excitabilité moléculaire n'est propre qu'à certaines substances, que la vasculaire se retrouve dans tous les êtres vivans, dont l'existence dépend absolument d'elle, enfin que les ani-

maux pourvus d'un système nerveux sont les seuls chez lesquels on observe l'excitabilité nerveuse. Mais ces trois espèces d'excitabilité sont encore insuffisantes pour expliquer certains excitemens, tant naturels que morbides, qui sont très manifestes chez les animaux les plus parfaits. C'est pourquoi je me vois obligé d'admettre encore quelque autre espèce d'excitabilité organique, tant soit peu composée, de laquelle proviennent ces mouvemens, qui, par cela même, sont distincts de tous les autres.

C. *Excitabilité cérébrale.*

36. Il existe en outre un ordre de fonctions qui dépendent de l'action des organes encéphaliques connus sous le nom d'*hémisphères*, comme le prouvent les expériences et les raisonnemens que j'ai rapportés dans mon *Essai sur la véritable structure du cerveau*. Ces organes, composés de fibres qui sont douées elles-mêmes d'une mobilité particulière (21), semblent avoir aussi une organisation et une aptitude distinctes, qu'on doit également désigner sous la dénomination d'excitabilité. D'après ce qui a été dit précédemment (22), cette excitabilité mérite l'épithète d'*organique cérébrale*, pour la distinguer de la moléculaire cérébrale, puisque si cette dernière dépend de l'action des molécules qui composent les fibres des hémisphères, la première résulte de l'action et de la disposition de ces fibres elles-mêmes (21. 79).

D. *Excitabilité cardiaque.*

37. Après avoir assigné le siége des espèces d'excitabilité dont j'ai fait mention jusqu'ici, après en avoir développé le mécanisme autant que nos connaissances actuelles le permettent, ne pouvant supposer aucune propriété qui ne soit pas dépendante de quelque disposition moléculaire ou organique, je dirai qu'une espèce distincte de mobilité a pour organe et siége le cœur, dont les excitemens ou mouvemens donnent lieu aux phénomènes les plus importans de l'économie animale. Quoique le cœur ne soit, dans l'origine et essentiellement, qu'un vaisseau, sa structure compliquée apporte un changement tel dans ses propriétés primitives, qu'il en acquiert de nouvelles bien différentes ; mais on ne peut s'empêcher d'accorder à cet organe une excitabilité spéciale, de laquelle doivent nécessairement résulter des effets très différens, c'est-à-dire un excitement particulier, tant naturel que morbide. C'est pourquoi cette espèce de mobilité ne peut se rencontrer que chez les animaux pourvus d'un cœur bien conformé. Or, comme cet organe participe de la structure des vaisseaux en raison de son origine, qu'il est revêtu de substance musculaire et pourvu en outre de nerfs nombreux, il est évident que ses propriétés doivent se trouver en rapport avec une organisation aussi compliquée. Ainsi l'*excitabilité cardiaque*, nom sous lequel il paraît

qu'on doit désigner la propriété en vertu de laquelle le cœur est déterminé à se contracter par la force stimulante du sang, est fort analogue à la vasculaire ; mais les résultats en sont plus apparens et plus distincts, à cause de la substance musculaire qui se trouve continuellement sous l'influence nerveuse. De l'association de ces divers élémens résultent ensuite des excitemens qui, quand ils deviennent irréguliers ou excessifs, occasionnent les désordres morbides d'où dérivent principalement la forme et l'existence des maladies les plus importantes, qui sont les affections fébriles.

E. *Excitabilité intestinale.*

38. Les mêmes motifs que je viens d'exposer pourront faire penser à certaines personnes qu'il était inutile d'admettre une excitabilité intestinale ; mais si l'on a égard aux effets qui dépendent des organes pourvus de cette espèce d'excitabilité, il sera facile de s'apercevoir que ce n'est pas la manie de multiplier les divisions et d'inventer de nouveaux mots, mais bien le désir de me conformer à la marche de la nature, qui m'a conduit à accorder une excitabilité propre et distincte à l'appareil digestif. Cet appareil présente d'ailleurs un mode d'origine et d'existence tout-à-fait particulier, en vertu duquel il exerce, dans la formation des animaux, une influence à laquelle on n'a fait aucune attention jusqu'à ce jour.

ARTICLE V.

Solution de quelques questions qui tendent à éclaircir la nature de l'excitabilité.

39. APRÈS avoir bien distingué les différentes sortes d'excitabilité qui correspondent chacune à quelque substance spéciale, ou qui dépendent de quelque mécanisme particulier, il devient beaucoup plus facile de résoudre certaines questions, au sujet desquelles les sectateurs et les antagonistes de la doctrine de Brown se sont également disputés avec beaucoup de véhémence, sans qu'il en soit résulté aucun avantage marqué pour la science. Brown avait posé en principe que l'excitabilité est *une* et *indivisible* dans tous les êtres vivans. D'après ce qui a été dit relativement aux diverses espèces d'excitabilité, ce serait perdre un temps précieux que de s'arrêter à ce qui concerne l'unité de cette propriété. Quant à son indivisibilité, elle fournit amplement matière à réflexion. La proposition qui la concerne est certainement fausse, si l'on entend parler de l'excitabilité vasculaire, la seule dont soient pourvus les végétaux et beaucoup d'animaux tout-à-fait privés du système nerveux, et qu'on ne rencontre que dans les tissus capillaires des animaux les plus parfaits. En effet on peut irriter et offenser localement les corps organisés qui sont formés uniquement de vaisseaux capillaires très déliés, sans que d'autres parties du

corps ressentent la secousse par sympathie. C'est pour cette raison qu'un grand nombre de ces êtres, comme les polypes, les actinies, les éponges, peuvent être divisés en plusieurs tronçons qui forment sur-le-champ des animaux nouveaux et aussi parfaits que l'était le corps entier, ce qui ne saurait arriver s'ils étaient pourvus d'une excitabilité indivisible. On peut en dire autant de l'excitabilité dont jouissent les tissus capillaires d'une foule d'organes du corps humain, lesquels se trouvent, dans un grand nombre de cas, irrités et tourmentés partiellement par des phlegmasies lentes, sourdes, et latentes, ou d'autres fois visibles et manifestes, sans que les parties un peu éloignées s'en trouvent lésées, comme il devrait infailliblement arriver, si toutes étaient régies par un principe unique et indivisible.

Au contraire, l'excitabilité nerveuse étant sous la dépendance d'un organisme si artistement disposé que toutes ses parties semblent se rapporter à un seul centre, elle offre une apparence d'unité et d'indivisibilité qui peut fort bien avoir donné lieu à la proposition trop généralisée par Brown (1). C'est pourquoi si celle-ci est en partie vraie pour

______

(1) Cette remarque de M. Rolando est une des plus profondes que l'on ait faites sur l'idée fondamentale de Brown ; elle donne la solution d'une foule d'objections sans cesse rebattues par les adversaires de la doctrine physiologique. (*Note des trad.*)

les animaux doués d'un système nerveux, elle est absolument fausse pour les êtres qui sont tout-à-fait dépourvus de nerfs. (1)

40. Malgré l'injonction de l'inventeur de la doctrine de l'excitabilité, nous avons cherché à mieux connaître le caractère et la nature de cette propriété, et il est résulté de cet examen, qu'on doit distinguer plusieurs espèces différentes d'excitabilité, attendu que leur mécanisme présente au premier coup d'œil de grandes différences. De cette manière la voie a été ouverte pour arriver à mieux connaître et à mieux fixer le siége de chacune de ces diverses espèces. Ainsi, comme le solide ou le système nerveux est le siége de cette espèce d'excitabilité que j'ai appelée nerveuse, il n'en est pas de même de l'excitabilité vasculaire et des diverses espèces de mobilité moléculaire, celles-ci devant être considérées comme les élémens dont sont composées les différentes espèces d'excitabilité organique. C'est pourquoi si l'on réussit à comprendre quel en est le mécanisme, ou, en d'autres termes, de quelle manière se comportent les molécules des diverses substances excitables, pour donner lieu à un excitement, on pénètre ainsi le mécanisme d'où dépend l'excitabilité vasculaire, cardiaque et nerveuse, et l'on peut alors se faire une idée plus exacte de certains états naturels et morbides de tout le corps, qui dépendent de l'état dif-

______

(1) *Ad. human. corp. Analys. illustr. oratio,* p. 23.

férent des diverses substances fournies à l'excitabilité moléculaire.

41. Lorsqu'on examine les phénomènes que
présentent les substances dont nous parlons, il ne
paraît pas y avoir le moindre doute que l'excitabilité moléculaire ne dépende d'une disposition
favorable des molécules, que l'action de la chaleur
et du froid modifie de diverses manières. Mais
quelle peut être la cause qui maintient les molécules dans cette position, laquelle n'a lieu que
pendant la durée de la vie, et ne tarde pas à cesser
après la fin de cette dernière ? Comme il n'est pas
possible de connaître par des expériences la nature
et le caractère de cette cause, de laquelle les propriétés vitales dépendent dans leur origine première, il me semble qu'on peut se servir utilement
de l'analogie qui existe entre les phénomènes
qu'elle produit et d'autres phénomènes de la nature. Ainsi donc si l'on se rappelle que dans beaucoup de circonstances les molécules des corps inorganiques et les petites particules, de quelque nature qu'elles soient, prennent des positions particulières, favorables à certaines fins que la nature se
propose, comme il arrive dans les cristallisations
et autres opérations semblables ; si l'on a égard aux
expériences de Davy, qui démontrent combien est
grande l'efficacité du fluide galvanique pour diriger
la mobilité, et même, comme le dit ce physicien,
la locomotion des molécules des corps ; si enfin

l'on fait attention à la disposition que beaucoup de
corpuscules acquièrent par le moyen du fluide
électrique, disposition qui change à l'instant si ce
même fluide vient à agir sous une forme opposée ;
si, dis-je, on prend tous ces phénomènes en considération, il sera facile de s'apercevoir qu'il existe
une grande analogie entre eux et ceux que présentent les diverses substances animales, mais principalement la musculaire, dont l'excitabilité est
beaucoup plus distincte et beaucoup plus visible.
D'après cela on conçoit sans peine que le fluide
électrique est l'élément le plus actif des diverses
espèces d'excitabilité moléculaire, et que de ses
modifications diverses dépendent l'irritabilité de la
fibre musculaire, la contractilité des tuniques vasculaires, la tonicité du tissu cellulaire, et la faculté de transmettre les impressions dont jouissent
tous les nerfs, opinion qui a déjà été annoncée par
un grand nombre de physiologistes, mais d'une
manière tout-à-fait vague et confuse (1). Il faut
encore ajouter que les changemens électriques de
l'atmosphère concourent aussi à prouver que l'excitabilité ou la mobilité dépend de l'action de ce
fluide, puisque, comme personne ne l'ignore, la

(1) Voyez les ouvrages de Gardini, de Bertolon, de
Tressan, et ceux plus modernes de Prochaska, de Sprengel
et de Hartmann. — Voyez aussi Delamétherie, *Considérations sur les Corps organisés,* tome II, pages 32 et
suivantes.

sensibilité augmente dans de pareilles circonstances chez l'homme et tous les animaux, mais principalement chez les moins parfaits, tels que les grenouilles, les poissons, les mollusques, les vers, qui alors éprouvent de l'agitation et témoignent de l'inquiétude, ce qui provient d'un accroissement considérable de la mobilité. (1)

L'action de ce fluide devenant inconstante, et sujette à de nombreuses vicissitudes qui dépendent de la nature des corps avec lesquels il entre en contact et des variations de l'atmosphère, on ne doit pas s'étonner si les propriétés vitales sont pareillement sujettes à varier, si elles se montrent tantôt plus énergiques, tantôt plus languissantes, et si elles sont quelquefois plus concentrées dans telle ou telle autre partie. D'après cela, il paraît qu'on ne doit pas dédaigner les recherches qui tendent à faire découvrir les causes d'où dépend l'excitabilité ou mobilité moléculaire, quoiqu'elles n'aient point

---

(1) Voyez le *Giornale fisico-medico* de Brugnatelli pour l'année 1790, et le *Journal de Physique*, où le célèbre professeur Vassalli-Eandi, dans sa *Lettre sur le vitalitomètre*, rapporte le moyen aussi simple qu'ingénieux à l'aide duquel il parvint à reconnaître les différences qui existent entre les morts causées par de longues maladies, dans lesquelles le principe vital a été épuisé, et celles qu'ont occasionnées des causes mécaniques, ou autres semblables. Si les physiologistes avaient suivi depuis lors les traces de cet illustre physicien, nos connaissances seraient infiniment plus avancées à cet égard.

conduit jusqu'ici à des observations bien certaines etfondées sur des faits positifs, d'autant plus que, puisqu'il est démontré qu'il y a du rapport entre ce phénomène et beaucoup d'autres, dont nous ferons mention en parlant de l'excitement, on doit soigneusement tenir compte de tout quand on se met à la recherche de la vérité dans des sujets aussi obscurs.

42. A l'appui de tout ce que j'ai dit viennent les opinions émises par plusieurs observateurs habiles des lois de l'économie animale, qui pensent que la différence qu'on aperçoit entre les fibres et les tissus des êtres vivans, et ceux des corps organiques privés de la vie, dépend de l'influence de quelque principe, absolument comme la fluidité de l'eau tient à la présence du calorique, ainsi que l'a fait fort judicieusement observer le docteur Rigoli (1). Ce médecin, pour rendre son opinion plus probable, a rapporté tous les faits qui prouvent avec quelle facilité les matières animales tombent en putréfaction dans certaines circonstances, quoique dans d'autres cas il s'écoule un laps de temps beaucoup plus long avant que la corruption ne s'empare d'elles.

---

(1) *Sull' eccitabilità e sull' eccitamento memoria :* dans le *Giornale di medicina pratica* de Brera, fasc. **VI**, page 338.

CHAPITRE III.

*Nécessité d'admettre diverses espèces d'excitement
dépendantes des diverses sortes d'excitabilité.*

43. Le professeur Tommasini, saisissant toutes
les occasions de rectifier et d'étendre les points les
plus essentiels de la doctrine de Brown, fait observer que l'excitabilité dont les êtres vivans sont
pourvus, depuis l'animal le plus parfait jusqu'au
végétal le plus simple, n'est rien par elle-même, et
que ce n'est point elle seule non plus qui produit
la vie. Si l'on soustrait les stimulus qui ont coutume
d'agir sur elle, elle demeure inerte et inutile. C'est
donc l'application des stimulus aux parties excitables qui la met en jeu, et qui donne naissance à
l'excitement. Par conséquent, lorsqu'on réfléchit
bien à un pareil résultat, on se voit contraint aussi
d'avouer qu'il ne se présente là rien de concluant,
et que l'excitement obtenu par un stimulus et par
l'excitabilité simple, se réduit à un simple mouvement, qui ne constitue pas la vie par lui-même,
comme l'ont pensé quelques physiologistes. Mais
puisqu'il est démontré qu'on doit admettre plusieurs espèces d'excitabilité pour expliquer les divers phénomènes que présentent tous les corps
vivans, l'application des puissances stimulantes sur
ces diverses sortes d'excitabilité doit pareillement

donner lieu à des excitemens différens, c'est-à-dire à des mouvemens plus ou moins compliqués.

ARTICLE PREMIER.

De l'excitement vasculaire.

A. Normal.

44. Toutes les fois qu'un stimulus convenable sera mis en contact avec des parties douées de l'excitabilité vasculaire, on obtiendra un excitement qui constituera ce qu'on appelle la *vie*. En conséquence, ce merveilleux phénomène de la nature sera le résultat de trois élémens au moins, savoir : une substance excitable, une organisation appropriée, et l'action d'un stimulus. Ainsi donc les oscillations et les contractions des vaisseaux capillaires, produites par l'action des fluides qu'ils renferment, constitueront l'excitement vasculaire.

J'ai déjà fait connaître la raison pour laquelle on n'a pas pu dire jusqu'aujourd'hui ce que c'était que la vie. On a échoué, parce qu'on a voulu que la définition exprimât les phénomènes et les effets produits par l'organisme le plus simple, comme par le plus compliqué et le plus merveilleux qu'on puisse imaginer ; ce qui sera toujours une chose impossible, ou du moins hérissée de difficultés infinies. Pour arriver donc à donner une définition de la vie qui soit fondée, et qui convienne à tous les êtres vivans, il faut décomposer les fonctions, les phénomênes compliqués, en séparer les divers élémens, et les réduire à leur plus grande simplicité, telle qu'elle nous est offerte par les êtres vivans les plus simples, chez lesquels on ne retrouve pas d'autre disposition organique que celle qui résulte de la structure vasculaire.

45. Il est difficile de définir la vie, même réduite à sa plus grande simplicité. Cependant, il me semble qu'on pourrait y parvenir en disant que c'est une manière particulière d'exister, acquise à certains corps pour un temps limité, et en vertu de laquelle ils sont formés d'une substance vasculaire excitable, apte à contenir une puissance stimulante appropriée. La vie est, d'après cela, un excitement vasculaire qui résulte de l'action réciproque de ces trois élémens, par le moyen de laquelle s'exécute la circulation des fluides, d'où dépendent tant d'autres fonctions. On n'a pas de peine à concevoir que, renfermée dans ces limites étroites, la vie ne peut plus convenir à tous ceux des êtres vivans chez lesquels se rencontre la réunion d'un nombre plus considérable d'élémens, et que l'excitement vasculaire constituera seulement la vie des êtres organisés tout-à-fait simples, comme sont les tremelles, le nostoc, les champignons et autres végétaux semblables, les éponges, quelques alcyons et méduses, et autres animaux voisins (1). Mais, si l'on

____

(1) Le mode d'existence des corps connus sous le nom.

considère la vie dans les animaux plus parfaits, chez lesquels on commence à apercevoir un rudiment informe de cœur, comme cet organe exerce une action très puissante dans la circulation, la vie ou l'excitement qui en résulte doit présenter aussi plus de complication. C'est pour cette raison que, chez les animaux pourvus d'un cœur bien distinct, l'excitement vital propre à maintenir la circulation des fluides, sera en grande partie sous la dépendance de l'excitabilité cardiaque (37), et devra être désigné sous le nom particulier d'excitement *cardiaco-vasculaire*. On conçoit que l'organisme devient de plus en plus compliqué par l'addition du système nerveux dont sont pourvus les animaux des classes supérieures ; et, si l'on s'élève jusqu'à l'homme, un ordre particulier de fonctions, celles de l'intellect, démontre suffisamment l'existence d'un principe *surnaturel*, dont on ne pourra jamais connaître l'influence sur l'entretien de la vie, parce qu'il nous est impossible de pénétrer les rela-

---

de *môles*, se réduit aussi à un simple excitement vasculaire. Ces corps ont, selon moi, une très grande analogie avec la partie de la cicatricule de l'œuf de poule, que Pander a improprement appelée *blastoderme*, et que j'ai nommée *lame spongioso-vasculaire*, parce que je la considère comme le rudiment du système vasculaire. Cette partie, dans les œufs non fécondés, mais couvés, prend de l'expansion et s'étend, comme je l'ai démontré ailleurs. (Voyez *Anat. physiolog. Præf.*, page 15.)

tions intimes qui existent entre l'*âme* et le corps. Quoi qu'il en soit, l'excitement cardiaco-vasculaire est, si je puis m'exprimer ainsi, la cause prochaine de la vie chez l'homme lui-même, et il est le produit de l'action des élémens de l'excitabilité vasculaire et cardiaque, et d'un stimulus approprié.

On conçoit, d'après tout cela, dans quelle grave erreur est tombé Bichat, lorsqu'il a admis, chez les animaux, deux sortes de vie distinctes l'une de l'autre, la vie organique et la vie animale (1). Comme la première, que Sprengel et autres appellent *végétative*, consiste en une action de vaisseaux, il est évident que c'est là la véritable vie, ou la fonction qui distingue les êtres vivans des êtres morts. Au contraire, les fonctions animales, dont

---

(1) Bichat n'admettait pas précisément deux vies *distinctes l'une de l'autre* ; s'il l'eût fait, il serait tombé dans une *grave erreur :* mais il a trop isolé l'une de l'autre ces deux grandes collections des actes organiques. Tel est l'inconvénient des divisions que les bornes si étroites de notre entendement nous obligent à établir ; elles ont toutes le désavantage de trop éloigner des phénomènes liés dans la nature. Au reste, la division des deux vies, que Bichat emprunta de Grimaud, a été très avantageuse, en ce qu'elle a conduit rapidement à l'étude de chaque organe en particulier, dans l'état de santé et dans celui de maladie. Cette division consacra sans doute un échafaudage futile de propriétés vitales ; mais elle a mis sur la voie de la plus heureuse réforme. (*Note des trad.*)

l'ensemble constitue la vie animale, étant sous la dépendance de la vie organique ou vasculaire, pour ce qui concerne leur existence, il s'ensuit qu'elles ne peuvent pas donner l'être à un corps vivant, mais seulement le rendre plus parfait, comme on l'observe réellement. En effet, la vie organique ou vasculaire peut subsister chez les animaux les plus parfaits, même lorsque toutes les fonctions animales sont lésées et détruites, par exemple, dans une léthargie profonde ; par conséquent, l'absence de ces dernières n'entraîne pas la cessation de la vie, mais seulement la rend moins parfaite et moins propre à l'exercice des fonctions et opérations de tel ou tel être vivant.

46. Les médecins et les philosophes s'étant plus attachés dans tous les temps à expliquer les fonctions qu'à acquérir une notion exacte de la nature de l'organe dont elles dépendent, une grande confusion a été le résultat de la méthode imparfaite que les hommes ont nécessairement dû suivre pour acquérir les connaissances qu'ils possèdent aujourd'hui. C'est ainsi qu'on a cherché à expliquer les fonctions cérébrales et celles des nerfs, la respiration, la digestion, les sécrétions et la génération, avant de bien connaître les élémens organiques qui concourent à leur accomplissement. Par la même raison, les hommes ont dû parler de la vie, et discuter à son sujet, bien avant d'avoir la moindre idée de l'organisation de laquelle dépend un phé-

nomène aussi surprenant (1), et qui, plus qu'aucun autre, mérite d'occuper et d'intéresser le philosophe, le médecin et l'homme d'état.

Quelques personnes pourraient regarder les distinctions que j'ai établies comme des subtilités, et croire, d'après cela, que je veux m'éloigner de cette simplicité qu'on a si fort admirée, et qui a tant plu dans la doctrine de Brown. Sans doute, la simplicité que cette doctrine tendait à introduire dans la plus difficile des sciences, est très désirable ; mais comme il est impossible d'y réduire le résultat d'un concours d'élémens aussi nombreux, on n'aurait qu'une connaissance fort imparfaite des principaux fondemens de toute la science, si l'on n'examinait minutieusement les vérités fondamentales sous leur véritable aspect, et en ayant égard à toutes les complications dont elles ne peuvent jamais être dégagées.

47. Chez tous les animaux, et probablement aussi chez l'homme, l'action des nerfs s'étend, il est vrai, à toutes les parties du corps, et se manifeste

(1) On peut consulter avec fruit l'intéressant ouvrage que P. Lorot a laissé en mourant. Ce jeune physiologiste, ravi aux sciences dès ses premiers pas dans une carrière qu'il aurait parcourue avec honneur, a fortement insisté sur la nécessité d'étudier non les propriétés vitales, mais le mécanisme des molécules élémentaires organiques. Voyez son ouvrage intitulé *De la Vie*. Paris, 1819, in-8°.

(*Note des trad.*)

clairement dans celles qui sont pourvues de ces organes : de là vient que tous les tissus capillaires subissent, de la part de l'action nerveuse, des changemens qui ne contribuent pas peu à modifier leur excitabilité et leur excitement, comme il arrive par l'effet des violentes affections morales, qu'on sait être capables de produire un spasme universel. Mais, d'un autre côté, si l'on réfléchit aux phénomènes divers que présentent certaines parties formées de tissu vasculaire, et si l'on soumet à une analyse rigoureuse les symptômes qui se manifestent dans quelques maladies d'organes doués de la même structure, il sera facile de s'apercevoir qu'il y a des tissus vasculaires qui paraissent être plus sujets à l'influence nerveuse que ne le sont certains autres. Et en effet, comme je l'ai fait remarquer plus haut, l'excitabilité vasculaire se trouve quelquefois tellement modifiée par la présence des nerfs, qu'elle s'exalte davantage dans les organes qui reçoivent un grand nombre de ces derniers. La conséquence de tout ce qui précède est que les propriétés et les fonctions devant correspondre au nombre et à la nature des élémens qui entrent dans la composition des organes dont elles-mêmes dépendent, les parties auxquelles il se distribue beaucoup de nerfs doivent jouir d'une excitabilité plus exquise, d'où résultent aussi des excitemens particuliers et infiniment plus apparens. Or, cet état de choses se rencontre dans les tissus vasculaires de la face, **de** l'iris, des lèvres, des glandes salivaires, du foie, des intestins, des corps caverneux, et d'autres parties dont la texture est à peu près semblable.

Celui qui a l'habitude des travaux anatomiques, et qui a lu les ouvrages de Walter et de Scarpa, sait fort bien que des plexus et des lacis nerveux d'une ténuité extrême entourent les artères qui se distribuent aux parties dont je viens de faire l'énumération. C'est pourquoi il n'est pas surprenant que ces organes reçoivent, avec tant de facilité, l'impression des puissances qui influent sur le système nerveux, de telle sorte qu'ils semblent être doués de propriétés particulières et bien différentes, ainsi qu'on l'a imaginé pour quelques uns (1). Effectivement, tous ces effets se réduisent à des excitemens produits par la simple excitabilité vasculaire, qu'exalte l'intervention d'un autre élément, c'est-à-dire des nerfs. Ainsi on devra considérer comme des excitemens vasculaires, la rougeur instantanée du visage, la dilatation de l'iris, la turgescence des lèvres et des corps caverneux, l'augmentation de la sécrétion salivaire et bilieuse, et celle des fluides intestinaux, produites avec une grande facilité par

----

(1) Lisez les articles Érectile et Érectilité dans le *Dictionnaire des Sciences médicales* ; on y verra que cette prétendue propriété peut facilement être réduite à une excitabilité vasculaire, modifiée par la texture propre des parties et par l'action nerveuse.

tant de causes qui exercent une action bien marquée sur le système nerveux.

B. *Excitement vasculaire morbide.*

48. Les oscillations et les contractions des vaisseaux capillaires, qui sont produites par la propriété stimulante des fluides contenus dans leur intérieur, constituent, ainsi que je l'ai dit, l'excitement vasculaire, qui, dans son état normal, favorise le cours des humeurs, lesquelles concourent également à arroser toutes les parties du corps. Mais cet excitement peut, à l'occasion de l'action exercée par une infinité de puissances nuisibles, être sujet à diverses altérations qui donnent lieu à des symptômes indiquant que l'excitement vasculaire se trouve ou augmenté, ou diminué, ou perverti et irrégulier. (1)

Du surexcitement vasculaire, ou de l'inflammation.

49. Les signes d'après lesquels on reconnaît que l'excitement vasculaire est accru, c'est-à-dire que les oscillations et les contractions des vaisseaux capillaires s'exécutent avec plus de force et de fréquence, sont la rougeur, la chaleur, et la tuméfaction d'une partie quelconque. Mais ces signes

---

(1) *Ad. hum. corp. Analys. illustr. oratio,* page 17. —Buffalini, *Fondamenti di patologia generale,* t. II, p. 153.

sont absolument lès mêmes que ceux qui dénotent l'existence de l'inflammation ; par conséquent, celle-ci, en réduisant le problème à sa plus simple expression, n'est autre chose qu'un excitement vasculaire accru, auquel on peut donner le nom de *surexcitement.*

On a consacré dans tous les temps une attention particulière à cette espèce d'excitement morbide ; mais, de nos jours, il a tellement occupé les médecins les plus célèbres, qu'en fort peu de temps, au moyen d'expériences variées, d'observations nombreuses, et de raisonnemens approfondis, on a acquis, sur le caractère et le traitement de l'inflammation, des notions beaucoup plus exactes et plus positives que celles qu'on en avait autrefois.

5o. L'inflammation n'étant autre chose qu'un *excitement vasculaire accru,* elle doit par conséquent être un résultat des mêmes élémens qui forment l'excitement naturel, *plus* les causes qui donnent lieu aux oscillations et contractions plus fortes et plus fréquentes des vaisseaux. Mais l'excitement normal est le produit de l'action du stimulus sur la substance excitable : donc l'inflammation doit son origine à ces deux élémens, *plus* une cause, telle que l'épine de Van Helmont, ou toute autre puissance nuisible analogue. Tel est le motif pour lequel le professeur Tommasini, dirigé par l'esprit d'analyse sévère qui le caractérise, a démontré victorieusement qu'une inflammation ne pouvait jamais résulter d'un défaut de stimulus, puisqu'il est impossible de supposer le mouvement augmenté et accru par l'absence de cause ou le manque de force. En effet, une supposition pareille implique trop manifestement contradiction pour qu'on puisse l'admettre.

51. Cependant, si l'on soumet à une analyse plus détaillée tous les phénomènes dont l'inflammation est accompagnée, il ne s'ensuit pas qu'on doive admettre avec le célèbre professeur de Bologne que cette affection soit toujours produite *par un excès de stimulus et par un stimulus créateur excessif.* Car si l'excitabilité, ou en d'autres termes la substance irritable, ne constitue pas un élément moins essentiel de l'excitement vasculaire, normal ou morbide, il devient bien évident que toutes les causes capables de vicier l'excitabilité doivent produire l'excitement morbide. Et c'est par celui-ci, qu'en examinant avec attention la nature de toutes les causes d'où provient l'inflammation, il sera facile d'apercevoir que fort souvent elles n'exercent point une action stimulante, mais modifient plutôt l'excitabilité de telle sorte que cette propriété se trouvant accrue et augmentée dans les tuniques des vaisseaux capillaires, celles ci sont excitées à des oscillations et des contractions plus fréquentes et plus fortes par les fluides qu'elles contiennent et qui constituent le stimulus naturel de tous les tissus analogues. Le froid exerce une action de ce genre :

chacun sait qu'il occasionne de fréquentes inflammations, qui se manifestent tant dans les parties externes que dans les parties internes. On n'a cependant point encore jusqu'aujourd'hui considéré sous le même point de vue l'action analogue d'une foule de puissances qui exercent une très grande influence sur la force nerveuse, laquelle est bien clairement chargée de régler et de diriger l'excitabilité vasculaire, comme je l'ai démontré plus haut. Parmi ces puissances, on doit principalement soumettre à un examen sévère toutes les affections morales, mais surtout les fortes passions. En effet, certains organes sont tellement affectés par les passions violentes, qu'il s'y développe des inflammations, manifestes ou occultes, mais toujours réelles et bien distinctes. On sait généralement que le foie est celui de tous les viscères dans lequel cet accident survient le plus fréquemment. J'ai vu, néanmoins, non seulement cet organe, mais encore l'estomac, les intestins, et, ce qui surprendra peut-être, les tégumens extérieurs et les yeux devenir le siége d'inflammations graves et de longue durée, qui ne pouvaient reconnaître d'autre cause que quelqu'une de celles dont je viens de parler, comme étant les plus propres à porter le trouble dans l'action nerveuse.

52. En partant donc des principes qui viennent d'être énoncés, et d'où il résulte que l'excitement vasculaire peut être augmenté par l'accroissement

tant du stimulus que de l'excitabilité elle-même (1),
il devient tout-à-fait évident que quand l'action des
nerfs, qui modifie si puissamment l'excitabilité vasculaire, se trouve altérée, cette dernière doit aussi
être viciée, et, dans certaines circonstances, accrue,
phénomène dont le résultat nécessaire est un surexcitement bien manifeste.

Les nerfs étant, comme je l'ai dit, propres à
produire certains phénomènes qui ont beaucoup
d'analogie avec l'inflammation, il n'est pas étonnant que quand leur action vient à être altérée
par des causes qui n'exercent quelque influence que

---

(1) L'excitabilité n'étant que l'aptitude à vivre, selon
M. Tommasini et l'auteur, on ne voit pas comment cette
aptitude pourrait augmenter d'une manière absolue. On
conçoit qu'elle puisse s'accroître dans une partie aux dé-
pens d'une autre, ou plutôt que l'action vitale puisse augmenter dans un point et diminuer ailleurs ; mais on ne
conçoit pas comment cette augmentation pourrait avoir
lieu autrement que par l'influence d'un stimulus externe
ou interne, c'est-à-dire par l'influence d'un corps étranger, ou par l'effet de l'action réciproque des organes.
Voudra-t-on maintenant entendre par augmentation de
l'excitabilité celle qui est indépendante de l'action des
stimulans externes, il n'en faudra pas moins admettre
que ce surcroît d'excitabilité est local, qu'il dépend d'un
stimulus augmenté, qu'il consiste toujours dans un excès
de mouvement. M. Tommasini a donc raison de prétendre
qu'il y a toujours un *stimulus créateur excessif,* quoique
d'ailleurs nous soyons bien éloignés d'adopter cette sin-
gulière expression. (*Note des trad.*)

sur eux seuls, ils donnent lieu à des affections inflammatoires, qui ne pourraient jamais survenir
sans leur intervention.

53. Ces considérations mettent à portée de rendre
raison d'un grand nombre de phénomènes, qui
non seulement accompagnent les maladies inflammatoires, mais encore en changent tellement la
forme, qu'elles semblent acquérir une nature tout-
à-fait différente. Les inflammations de cette sorte
ont été bien connues et décrites par les anciens,
qui, de même que les modernes, les ont désignées
sous les noms d'inflammations malignes, nerveuses,
putrides, adynamiques, ataxiques, voulant les uns
et les autres, par toutes ces dénominations, exprimer la diversité de nature du travail inflammatoire,
qui semble se manifester dans quelques circonstances, et indiquer en outre l'état de faiblesse
qu'on aperçoit fort souvent dès le début même de
l'affection. J'ai déjà dit que le professeur Tommasini a démontré clairement qu'il y a une contradiction manifeste à admettre un excitement accru
par le défaut de stimulus; mais il ne suit cependant
pas de là qu'on doive nécessairement regarder toujours cet excitement comme le résultat d'un excès
de stimulus, puisqu'il peut augmenter sans que
la nature de celui-ci éprouve le moindre changement, et par le seul effet de l'exaltation de l'excitabilité, état qui paraît avoir lieu dans les inflammations dont il s'agit en ce moment, et dans celles

auxquelles les brownistes ont donné la qualification d'asthéniques. (1)

54. Cet état de choses se remarque principalement dans les inflammations qui dépendent, comme on a coutume de dire, d'un principe *malin*. Ce principe, attaquant directement l'excitabilité, est cause de son accumulation et de son exaltation, qui entraînent aussi l'accroissement de l'excitement. Ensuite, le principe qui maintient les molécules de la substance excitable dans la situation convenable pour produire l'aptitude au mouvement, à la contraction, se détruit et s'anéantit, de sorte que la substance excitable étant devenue d'abord languissante et défaillante, puis inerte, la gangrène survient facilement. Il est bien entendu que ces changemens, dans la partie affectée, peuvent survenir, soit que le principe *malin* dérange et détruise directement la disposition moléculaire favorable à l'excitement, soit qu'il anéantisse la force nerveuse, de laquelle dépend cette condition nécessaire.

---

(1) Que l'inflammation dépende d'un surexcitement provoqué par un stimulus inaccoutumé ou par un surcroît spontané de l'action vitale (s'il est possible que cette action s'exalte autrement que sous l'empire d'un excès de stimulus, externe ou interne), l'inflammation n'en est pas moins toujours due à un excès d'activité organique ; elle doit par conséquent être toujours traitée de la même manière, sauf les modifications qu'exigent l'intensité, le siége, l'étendue et l'époque de la maladie. (*Note des trad.*)

55. L'esprit bien pénétré de tous ces principes, il devient plus facile de résoudre quelques questions qui se sont élevées parmi les médecins les plus expérimentés, par rapport à la nature de l'inflammation. Quelques uns prétendent qu'il existe des inflammations asthéniques, qui doivent leur origine à la débilité, et qui, par conséquent, exigent des remèdes corroborans et stimulans. Le professeur Tommasini nie l'existence de ces affections, et appuie son opinion non seulement sur des raisonnemens solides, mais encore sur l'autorité d'écrivains d'un grand mérite (1). Rien ne sera plus facile que de mettre un terme à toutes ces discussions, en faisant plus d'attention aux divers élémens qui concourent à produire l'inflammation, tandis que, par le moyen d'une analyse plus exacte de tous les phénomènes, on cherchera à rendre raison de ceux qui semblent être en opposition les uns avec les autres. Les partisans de l'inflammation asthénique, en établissant qu'elle doit provenir de la débilité, n'ont pas suffisamment distingué l'origine de cet état, qui s'aperçoit toujours dans les affections inflammatoires. Nul doute qu'il ne soit impossible de concevoir comment les vaisseaux peuvent être excités à des contractions plus fortes et plus fréquentes, seulement par un défaut de force et de

____

(1) *Dell' inflammazione e della febbre continua.* Pise, 1820. (Traduit en franç. Paris, 1821 ; *in*-8.)

stimulus, puisque si ces contractions constituent le surexcitement vasculaire ou l'état inflammatoire d'une partie quelconque, nécessité est d'en conclure qu'au moins la force stimulante n'a pas été diminuée, et qu'elle n'est point non plus en défaut. Mais comme il a été dit que l'excitabilité ou la substance excitable est aussi un élément nécessaire de l'excitement, si, en pareille circonstance, la force stimulante n'a pas éprouvé le moindre changement, la maladie doit en conséquence dépendre d'un vice de l'excitabilité. Or, maintenant, personne n'ignore que la substance excitable peut être sujette à des altérations qui lui font perdre sa vigueur naturelle, en sorte que les oscillations et contractions des vaisseaux sont nécessairement faibles et languissantes, et qu'on voit se manifester des symptômes nombreux de débilité et d'épuisement, qui caractérisent les phlegmasies appelées fausses, nerveuses, ou asthéniques. Cet état de la substance excitable, dont j'ai montré la réalité il y a déjà bien des années, dans plusieurs circonstances différentes (1), a été tout nouvellement reconnu par le docteur Buffalini, qui l'a désigné sous le nom de *mixtion organique altérée.* Le professeur Tommasini en fait également mention, puisqu'il décrit

---

(1) *Thes. medic. theoretico-pract. in usum disp. academ. in R. Sassarit. Athen. — Sulle cause da cui dipende la vita,* etc.

la même condition morbide sous la dénomination de *fond organique* de la partie malade.

56. Ainsi, l'acte et la forme des inflammations ne pourront jamais provenir d'un défaut de stimulus, quoique la maladie ne dépende pas toujours d'un excès de ce dernier; mais la nature et le caractère de l'affection peuvent très bien être provoqués et modifiés par un état de débilité, de langueur, ou de délicatesse de la substance excitable, qui fait que l'excitabilité, la mobilité des vaisseaux étant augmentée, le stimulus ordinaire et accoutumé devient excessif, et qu'on voit se manifester des phénomènes et des résultats pareils à ceux qui sont produits uniquement par un excès de stimulus.

Il serait maintenant nécessaire d'examiner plus profondément encore l'état des divers élémens qui composent la substance excitable ou l'excitabilité. Mais, pour le moment, je suis obligé de m'abstenir de cette recherche, tant à cause des bornes que je me suis prescrites qu'à raison des difficultés extrêmes dont elle serait hérissée. Cependant, d'après tout ce que j'ai dit, on aperçoit assez déjà que le défaut du principe qui maintient les molécules en situation (18), et le manque ou la mauvaise nature de ces mêmes molécules, dont la substance excitable se compose, peuvent avoir pour résultat un vice quelconque de l'excitabilité. Autant qu'on peut conclure des détails dans lesquels je suis entré,

le surexcitement vasculaire, c'est-à-dire la phlogose, l'inflammation, consiste toujours en un mouvement accru des vaisseaux, un accroissement de
l'excitement vasculaire normal, qui peut dépendre
de l'augmentation, soit du stimulus, soit de l'excitabilité. En conséquence, l'action de l'élément
stimulant peut être augmentée par un stimulus
plus fort, comme une épine, des corps âcres, des
caustiques, ou autres principes semblables, contenus dans la masse du sang lui-même, qui, en
stimulant, en irritant, déterminent, de la part des
vaisseaux, des contractions plus fortes et plus fréquentes. L'excitabilité peut ensuite être augmentée
et accrue par des causes assez nombreuses, qui se
réduisent toutefois aux principaux chefs suivans :
1°. causes simples, fugitives et *innocentes*, comme
le froid; 2°. causes *malignes*, vénéneuses et persistantes; 3°. affections nerveuses; 4°. vice de la
nutrition. Les motifs que j'ai fait connaître au
commencement de ce paragraphe ne me permettent pas de soumettre à une analyse rigoureuse le
caractère de tant de causes diverses; je me conten-
terai donc de signaler la différence qui existe entre
les causes simples fugitives, et les causes malignes
persistantes, parce que je me propose de revenir
ailleurs sur ce point.

57. Lorsque l'impression du froid est la cause
de l'inflammation, l'excitabilité s'accumule, et le
stimulus naturel devient relativement excessif,

d'où résulte un excitement plus fort; mais l'action du froid étant passagère, l'excitabilité se rétablit bientôt dans son premier état, et la maladie ne présente pas des périodes aussi longues, aussi nécessaires, que quand elle a été occasionnée par des principes *malins*, contagieux et persistans. En faisant l'application de ces maximes, on explique facilement les variétés infinies que la phlogose présente suivant la nature diverse des causes qui la produisent, suivant aussi les différences qu'offrent la structure et les propriétés des parties dans lesquelles elle s'établit.

58. Tout ce qui a été dit conduit à établir qu'on peut fort bien admettre l'inflammation asthénique produite non pas par le défaut de stimulus, mais par un vice de l'excitabilité. De cette manière on se rend raison des avantages que tant de praticiens distingués ont retirés des remèdes excitans et corroborans, administrés en temps opportun dans les affections de cette nature. Ces substances ne réussissaient pas néanmoins parce qu'elles suppléaient au défaut de stimulus, mais parce qu'elles donnaient du ton et de la vigueur à la substance excitable, de telle sorte que l'excitabilité se trouvait ramenée insensiblement à l'état qui lui est naturel. Il serait trop long de rapporter des faits particuliers, observés en grand nombre par les auteurs et par moi-même; je me bornerai par conséquent à communiquer au lecteur diverses réflexions que

j'ai eu lieu de faire sur la manière d'agir de quelques unes des substances médicamenteuses qui jouissent de propriétés décidément avantageuses dans l'ophthalmie, et principalement dans la psorophthalmie.

59. Quiconque a eu l'occasion d'observer cette espèce d'inflammation, et d'examiner les effets que produit l'application de la pommade de Janin ou de Desault, de l'éther sulfurique, de l'alcool, d'un vin généreux, et d'autres substances semblables, n'a pu manquer de se convaincre que tous ces remèdes, et même les préparations mercurielles, possèdent, une propriété stimulante bien prononcée (1), puisque quand on en introduit la plus petite parcelle entre les paupières enflammées, elle excite à l'instant même une douleur très vive, et que l'inflammation s'exaspère infailliblement. Peu à peu la douleur se calme et s'évanouit; mais on voit encore persister la rougeur et la turgescence des vaisseaux, qui disparaissent, au bout de quelque temps, avec les dernières traces de la phlegmasie. Ayant

______

(1) Les médecins qui ont employé le proto-chlorure de mercure et autres préparations mercurielles semblables dans les diverses affections impétigineuses, ont dû observer que le premier effet de leur application à l'extérieur est l'augmentation de la phlogose; par conséquent leur première action est stimulante, ensuite non seulement elle diminue, mais encore la maladie se dissipe.

en outre examiné avec attention la manière d'agir de quelques unes de ces substances sur moi-même, à une époque où j'étais atteint d'une psorophthalmie opiniâtre, qui récidiva plusieurs fois, je fus conduit à conclure que leur action est stimulante et excitante au plus haut degré (1), et que le soulagement qu'elles procurent doit être attribué à la manière particulière dont elles agissent sur l'excitabilité, laquelle se trouvant corrigée ou ramenée à son état naturel, l'inflammation doit nécessairement se dissiper, quand elle n'est point produite par un véritable excès de stimulus. Ce que je viens d'avancer tire un nouvel appui d'une observation qui n'a encore été faite, je crois, par personne. Généralement parlant, vingt-quatre heures après l'application de la pommade de Janin, quoique l'inflammation s'exaspère, la sensibilité se trouve diminuée à tel point, qu'on peut dire que toute sensation désagréable et douloureuse est entièrement dissipée. Il m'a paru qu'on doit expliquer ce phénomène en disant que le médicament dont il s'agit, quoiqu'il jouisse d'une propriété bien décidément stimulante, en vertu de laquelle il exacerbe et accroît le surexcitement vasculaire, exerce cependant une action spéciale sur les nerfs nombreux et diversement entrelacés qui se distribuent aux paupières : l'influence de ces nerfs se

---

(1) Voyez le *Traité des Maladies des Yeux* de Scarpa.

trouvant ainsi régularisée, la sensibilité diminue, et l'excitabilité vasculaire devient par la même raison moins considérable ; or, quand c'est de l'altération de cette dernière que dépend la phlogose, celle-ci ne doit pas tarder à se dissiper , comme il arrive en effet. C'est là un fait qui prouve que l'action des médicamens n'est pas aussi simple qu'on se l'imagine, ainsi que je le démontrerai dans un autre endroit.

60. En parlant de la méthode curative applicable aux inflammations appelées *malignes* ou nerveuses, qui passent si facilement à l'état gangreneux, le professeur Tommasini a démontré, par des argumens solides, que ces affections exigent elles-mêmes l'application de la méthode débilitante ; mais il avertit aussi que cette méthode doit être employée dans les premiers momens de la phlegmasie, et qu'ensuite il est également inutile de mettre en usage, soit les débilitans, soit les stimulans.

Il paraît superflu, au premier abord, de s'appesantir sur cette proposition. Mais lorsqu'on réfléchit aux avantages incontestables qu'on a obtenus des toniques, des corroborans, dans les cas de gangrène imminente, il me paraît que, s'il existe un moment où l'emploi modéré et circonspect des débilitans convient dans les inflammations malignes, quand il y a réellement surexcitement (1),

---

(1) Dans une foule de circonstances, on ne peut pas

comme ce dernier état ne tarde pas à se dissiper, il doit y avoir aussi un autre moment où l'on ne devra plus craindre d'accroître l'excitement vasculaire devenu déjà trop languissant, mais où il faudra s'efforcer de le ramener à l'état normal, ou même quelquefois de le porter un peu au-delà, résultat qu'il sera facile d'obtenir au moyen des médicamens dont il s'agit, puisqu'ils peuvent redonner de la vigueur, du ton et de la fermeté à la substance excitable, et ranimer l'excitabilité presque éteinte. Les limites que je me suis prescrites ne me permettent pas de m'étendre sur ces considérations autant qu'il serait nécessaire de le faire, mais le lecteur saura suppléer aux développemens dont je suis forcé de m'abstenir, car ces considérations sont les résultats de la manière dont tous les élémens qui concourent à produire l'inflammation ont été envisagés.

Ainsi les élémens de l'inflammation sont les mêmes que ceux qui constituent l'excitement vasculaire, *plus* la cause qui peut accroître l'action du stimulus ou pervertir l'excitabilité. De la nature des causes variées à l'infini qui sont capables de produire la phlogose, et de l'état de la substance

---

dire que l'excitement soit décidément accru, et encore moins qu'il soit diminué ; mais il paraît plutôt être *perverti*, irrégulier, et ce n'est qu'ensuite qu'on le voit devenir insuffisant.

excitable dépendent les nombreuses variétés que présente cette affection morbifique, dont la marche est par conséquent toujours la même, puisqu'elle se réduit toujours à un mouvement accru.

61. Il ne suffit pourtant pas de connaître l'acte simple de l'inflammation pour en expliquer tous les phénomènes, ou au moins pour rendre raison de quelques uns des principaux, tels que la tuméfaction, la rougeur et l'augmentation de la chaleur. Quoique, dans les inflammations, les oscillations et contractions plus fréquentes et plus fortes des vaisseaux capillaires fassent que le sang se porte avec plus de vitesse et en plus grande quantité aux parties, la turgescence et la tuméfaction ne résulteraient pas de là, mais seulement il passerait une plus grande quantité de sang à travers tous les vaisseaux excités. C'est pourquoi, afin de rendre raison de cette espèce d'engorgement qui s'observe dans les parties enflammées, on a imaginé et supposé divers obstacles qu'on a crus capables d'empêcher le cours des fluides contenus dans les vaisseaux. Mais ces obstacles ne suffisant pas toujours pour expliquer la tuméfaction, je crois que le moyen le plus facile, afin d'arriver à une interprétation satisfaisante, consiste à examiner les phénomènes qui ont quelque analogie avec le gonflement inflammatoire. Comme j'en ai déjà fait la remarque, l'action nerveuse produit une turgescence presque instantanée au visage, mais plus encore dans l'iris,

dans les corps caverneux, et dans d'autres parties dont la texture est analogue; mais si l'on fait attention à la structure de ces parties, on s'apercevra aisément que les veines chargées de rapporter le sang qui se rassemble en plus grande quantité dans les tissus capillaires de ces organes, sont disposées de manière à ne pas pouvoir éconduire une quantité de ce fluide égale à celle qu'apportent les vaisseaux artériels. Pareillement, dans l'inflammation, les petits vaisseaux excités attirent et poussent les humeurs qu'ils contiennent avec beaucoup plus de force, et en quantité plus considérable que celle qu'ils peuvent en recevoir lorsqu'ils ne sont pas excités : de là résulte de toute nécessité un engorgement produit surtout par la dilatation des vaisseaux les plus déliés, qui ne laissent pas passer habituellement la partie rouge du sang. Quant à l'augmentation de chaleur qui se manifeste dans la partie enflammée, quelques notions préliminaires étant indispensables pour la concevoir, j'en renvoie l'explication à un lieu plus opportun.

62. L'excitement vasculaire diminué doit, ce me semble, donner lieu à une multitude de phénomènes morbides qui n'ont point encore été considérés jusqu'aujourd'hui sous ce point de vue, motif pour lequel je m'abstiens présentement d'en parler (1). Par la même raison, je me dispenserai

---

(1) L'un de nous a développé les effets de cette espèce

aussi d'examiner les états morbides qui dépendent d'un excitement perverti, désordonné et irrégulier, attendu qu'il n'est pas possible de traiter clairement, en peu de mots, des matières aussi peu connues.

ARTICLE II.

De l'excitement cardiaque.

A. *Normal.*

63. Il est facile de concevoir qu'en isolant les différentes sortes d'excitement, suivant qu'elles tirent leur origine d'une excitabilité de telle ou telle nature, on arrive à distinguer beaucoup mieux toutes les affections morbifiques qui donnent naissance à une altération de l'excitement. C'est pourquoi, après avoir parlé de l'excitement vasculaire, je me trouve conduit naturellement à l'examen de l'excitement cardiaque, qui résulte de l'action stimulante du sang et de l'excitabilité cardiaque (37). Quoiqu'il soit nécessaire de distinguer cet excitement de tous les mouvemens plus simples, un instant de réflexion nous apprend que les altérations auxquelles il est sujet sont fort souvent l'effet de lésions et d'altérations survenues dans des parties éloignées, et qu'on ne peut s'en former une idée si l'on ignore comment du concours des divers

---

d'asthénie dans le *Dictionn. abrégé des Sciences médicales*, tome II. (*Note des trad.*)

élémens, qui sont les nerfs cardiaques, les fibres musculaires, la structure vasculaire et la cause excitante, il naît un excitement qui, par cette raison, diffère beaucoup de tous les autres.

Les nerfs ayant une grande part aux fonctions du cœur, il serait convenable de parler d'abord de l'excitement nerveux ; mais comme les oreillettes et les ventricules du cœur ne sont dans l'origine que des vaisseaux renforcés par des couches de fibres musculaires, et comme aussi leurs fonctions sont étroitement liées avec celles de tous les vaisseaux, il vaut beaucoup mieux examiner l'excitement cardiaque immédiatement à la suite du vasculaire, dont il ne diffère, du moins au premier aperçu, que par la force plus grande et l'énergie plus considérable avec lesquelles il se manifeste.

64. L'excitement cardiaque, qui constitue à proprement parler la fonction du cœur, devient même, chez les animaux pourvus de cet organe, l'excitement vital, d'où dépend directement la vie, puisque celle-ci ne subsiste qu'aussi long-temps qu'on observe les mouvemens du cœur. C'est pourquoi il devient d'autant plus difficile de donner une définition de la vie de ces animaux, que ce phénomène se complique lui-même davantage ; c'est pourquoi aussi l'excitement vital doit prendre chez eux la dénomination d'*excitement cardiaco-vasculaire*. Aussi le cœur et les vaisseaux artériels et nerveux n'ont-ils été accordés qu'aux animaux dont l'organisme est

formé par la réunion de plusieurs organes distincts,
afin que les artères conduisissent le sang , avec
la célérité et la promptitude nécessaires , à ces
mêmes organes, dans l'intérieur desquels il doit
servir à des fonctions et opérations variées et différentes.

B. Morbide.

Du surexcitement cardiaque, ou du mouvement
fébrile.

65. Les contractions des ventricules du cœur
étant l'effet de l'excitabilité de ses fibres musculaires, et cette excitabilité étant réglée et dirigée
par l'action de nerfs particuliers , qu'on appelle
cardiaques, il est évident que toutes les causes qui
peuvent exercer quelque action sur les nerfs, doivent
influer aussi sur les mouvemens du cœur. C'est
pourquoi ceux-ci seront facilement troublés , et
deviendront tantôt languissans, tantôt beaucoup
plus forts, comme le prouvent les palpitations du
cœur et les battemens des artères (48). En s'éloi-
gnant de l'état normal, l'excitement cardiaque, à
raison de son influence sur tout le système vasculaire et sur la circulation du sang, donnera lieu
à diverses formes de maladies, parmi lesquelles
celles qu'on appelle *fièvres* ont principalement
fixé l'attention des médecins dans tous les temps.

La fièvre étant donc le résultat d'un accroissement de l'excitement cardiaque, on sent combien

il importe de distinguer cette espèce d'excitement de toutes les autres, et combien il est intéressant de connaître les altérations auxquelles peut être sujette l'espèce d'excitabilité qui en constitue le principal élément. Mais on ne peut acquérir cette connaissance qu'en soumettant à une analyse rigoureuse tous les élémens d'où résulte l'excitabilité cardiaque.

66. Personne n'ignore avec quelle facilité les mouvemens du cœur s'altèrent pour les causes les plus légères, et principalement au sujet des affections morales. C'est pour cela qu'on voit journellement la joie, la colère, la fureur, la crainte, la tristesse, occasionner des palpitations plus ou moins violentes, troubler et accroître l'excitement cardiaque. On ne peut se rendre raison de ces phénomènes sans reconnaître dans les affections morales une action qui exerce de l'influence sur les nerfs cardiaques, régulateurs de la mobilité des fibres musculaires du cœur. Or, maintenant, toutes les fois qu'il se manifestera un excitement fébrile, ou un surexcitement cardiaque, on devra en chercher la cause, ou dans les puissances excitantes, par exemple dans le sang, qui peuvent agir soit sur la substance excitable du cœur, soit sur l'excitabilité cardiaque, ou dans une exaltation particulière de cette dernière, en vertu de laquelle, les stimulus accoutumés produisant un excitement beaucoup plus fort et plus vif, le sang sera poussé avec

véhémence dans toutes les artères, et provoquera l'état qu'on appelle *fièvre*. En réfléchissant sur les causes les plus fréquentes des fièvres, on reconnaît que l'excitement fébrile est bien rarement produit par l'action trop irritante du stimulus accoutumé, c'est-à-dire du sang; mais il ne sera pas difficile d'observer que le plus souvent il se manifeste à l'occasion d'une altération, d'une perversion, ou, pour mieux dire, d'une accumulation de l'excitabilité.

67. Il n'est donc pas surprenant que la fièvre doive son origine à un nombre infini de causes qui attaquent le système nerveux, et qu'elle soit précédée de symptômes qui annoncent une augmentation de l'excitabilité dans toute la machine. D'après cela on conçoit comment celle du cœur s'accroît et s'accumule d'une manière spéciale, et comment la fièvre s'ensuit : ce qui sert en même temps à indiquer quelles sont les voies que les causes morbifiques suivent pour parvenir à altérer les fonctions naturelles d'un organe dont l'accès est si difficilement ouvert aux puissances extérieures.

Le système nerveux se trouvant de tant de manières diverses en contact continuel avec des corps différens, et dans des relations non interrompues avec une foule de causes susceptibles de troubler ses fonctions, il résulte de là que l'influence qu'il exerce sur les organes qui reçoivent un plus ou moins grand nombre de filets nerveux, doit se montrer également irrégulière et morbide. En effet, certaines causes morbifiques attaquent les extrémités des nerfs, et, par le canal de ceux-ci, leur action se porte à l'origine de tous, où elle excite du trouble et du désordre dans l'influence nerveuse nécessaire aux organes. D'autres se jettent directement sur les parties centrales de l'encéphale, d'où émanent tous les nerfs, et y produisent les mêmes effets. Par conséquent alors les fibres du cœur ne recevant plus cette action nerveuse régulière qui entretient leur excitabilité, elles perdent leur vigueur accoutumée; leurs contractions sont d'abord languissantes et irrégulières, jusqu'à ce que l'excitabilité s'y accumulant d'une manière superflue, il se manifeste en conséquence un excitement plus considérable, qui formera l'état fébrile.

Voilà de quelle manière on explique comment viennent à se manifester, dans le plus grand nombre des fièvres, deux états opposés, et caractérisés l'un par la débilité et le froid, l'autre par l'augmentation de la chaleur et de la vigueur. Voilà pourquoi les causes aptes à produire les fièvres sont pour la plupart de nature débilitante, c'est-à-dire susceptibles de troubler les fonctions du système nerveux, et d'interrompre l'influence qu'il exerce sur tous les organes, influence qui leur est nécessaire, et de laquelle dépendent leur bien-être et leur vigueur naturelle.

68. Les mêmes raisonnemens conduisent aussi à l'explication d'une foule de phénomènes, et font découvrir le motif pour lequel, dans les fièvres accompagnées d'un excitement très considérable, il persiste en même temps une débilité, une atonie, une inertie dans toutes les parties, sauf le cœur qui, par ses contractions véhémentes, constitue l'état d'hypersthénie, et l'entretient dans toutes les voies de la circulation. Le système nerveux venant à être troublé par l'impression du froid, des principes contagieux, ou d'autres causes de semblable nature, son action, qui semble dépendre d'un fluide analogue à celui de l'électricité, devient aussi languissante. Cet état de choses donne lieu à une diminution sensible de la vigueur naturelle dans tous les organes qui composent la machine animale, et à un état général de débilité et d'inertie. Par la même raison surviennent aussi la lassitude, l'inappétence, la torpeur dans les fonctions cérébrales, la diminution des sécrétions, l'abaissement de la température, et, en conséquence, l'apparition des frissons, qui précède ordinairement la plupart des affections fébriles. Le cœur, lors même que ses contractions sont languissantes, lance le sang dans les artères par petites ondées et avec peu de force, ce qui fait que le pouls est faible, languissant et contracté. Cet état de débilité manifeste est accompagné d'une augmentation de sensibilité et d'excitabilité, qui prend une extension générale.

Sont-ce les conditions dont il vient d'être parlé qui font que, l'état de langueur étant universel, il n'y a que l'excitement du cœur qui s'accroisse? Voit-on aussi la sensibilité et les autres espèces d'excitabilité s'accumuler dans tous les autres organes, comme le démontrent une grande quantité de symptômes? Pour peu qu'on y réfléchisse, on reconnaîtra que ce phénomène dépend du mécanisme particulier du cœur, qui, joint aux autres élémens de la substance excitable, forme une excitabilité spéciale, provenant de l'influence des nerfs, de la contractilité musculaire et de la structure vasculaire de l'organe lui-même. Ainsi donc, par le concours de ces élémens, qui constituent l'excitabilité cardiaque, mais surtout à raison de sa texture vasculaire, cet organe se trouve soumis à l'action d'un stimulus, qui, bien qu'agissant sur lui d'une manière continuelle, fait qu'il n'en résulte point de réaction, de surexcitement cardiaque, ou de fièvre. En continuant à suivre la chaîne de ces réflexions, on reconnaît aussi pourquoi les fièvres constituent une classe de maladies universelles, quoique souvent elles tirent leur origine de causes tout-à-fait locales; car si l'on considère la structure du système vasculaire, on voit qu'une partie des canaux innombrables de la réunion desquels il résulte, se trouve disposée avec tant d'art et de telle manière, qu'elle est soumise à l'action du cœur; c'est pourquoi toutes les fois que les mouvemens de ce dernier s'accroissent, le sang étant poussé avec plus d'impétuosité dans toutes les artères, il résulte de là la forme morbeuse universelle qui caractérise toutes les fièvres, quoique la lésion ou la cause morbifique qui la provoque puisse bien souvent être locale.

69. La fièvre étant un surexcitement, effet d'une excitabilité fort compliquée, il s'ensuit que la manière dont elle se manifeste présente aussi une complication de phénomènes à laquelle on doit rapporter les difficultés qu'ont rencontrées tous ceux qui ont voulu en donner une définition exacte, et qui ont tenté d'en expliquer l'essence. Parmi les praticiens qui se sont plus que tous les autres rapprochés de la vérité, on doit sans contredit citer le docteur Giannini, qui a donné à la fièvre le nom de *névrosthénie*. Ce mot qui exprime, suivant lui, un état de faiblesse nerveuse unie à un surcroît d'excitement, n'était pas certainement de son invention ; mais, dans l'impossibilité d'en trouver un meilleur, il a cru devoir l'adopter. Pour dire le vrai, la fièvre étant une maladie très compliquée, il est impossible d'embrasser sous une seule dénomination tant d'altérations auxquelles sont sujets les divers tissus qui composent l'organe dont les fonctions viciées lui donnent naissance. Aussi, pour avoir une idée exacte de cette affection morbide, sera-t-il beaucoup plus avantageux d'expliquer la manière dont elle se produit, que d'inventer un nom qui se trouverait insuffisant pour

en expliquer tous les phénomènes pathologiques, ou qui, étant formé par la réunion de plusieurs mots, serait plus difficile à retenir et à comprendre qu'une définition tout entière. D'après cela, je pense qu'on peut définir la fièvre *un surexcitement cardiaque qui provient, soit d'un désordre particulier ou de la débilité du système nerveux, et par conséquent de tous les organes, soit d'un excès de stimulus.* (1)

70. Personne, jusqu'à ce jour, n'a réussi à expliquer pourquoi, dans presque toutes les fièvres,

---

(1) Pour se montrer conséquent, M. Rolando aurait dû s'abstenir de donner, de la fièvre, une définition qui n'est pas moins susceptible que toute autre d'être attaquée avec avantage. Dans toutes les maladies qui portent encore le nom de *fièvre*, il n'y a pas toujours surexcitement cardiaque; souvent cet état n'existe qu'au commencement de la maladie, ou bien il cesse au déclin. Est-ce bien la débilité du système nerveux qui est, dans quelques cas, la cause prochaine du surexcitement cardiaque? Et lorsque cette faiblesse a lieu, peut-on dire que tous les organes soient affectés? Il est incontestable que, sous le nom de *fièvre*, on confond encore aujourd'hui des maladies très différentes, non seulement par la nature de l'altération qui les constitue, mais encore par les phénomènes qui les caractérisent. Or comment parviendrait-on à trouver une définition qui pût s'appliquer à des choses de nature tout opposée? L'un de nous approfondira ce point de doctrine dans sa *Pyrétologie physiologique*, qui est actuellement sous presse. (*Note des trad.*)

et surtout dans celles que caractérise un état manifeste d'excitement excessif, et qui exigent les
médications les plus débilitantes, on aperçoit cependant un fond de débilité, et des symptômes
indiquant la langueur et la prostration des forces gé-
nérales, excepté dans les organes qui, par leurs fonctions sont liés étroitement avec l'action du cœur. Ces
phénomènes, en apparence contradictoires (1), s'ex-
pliqueront sans peine en partant des principes que
je viens de développer, et en considérant attentivement la manière dont agissent plusieurs des causes
qui sont propres à produire la fièvre (76).

Il est clair que quand les fonctions du cœur, de
l'état normal desquelles dépend la vigueur naturelle,
viennent à être troublées, cette vigueur doit manquer, et qu'il doit se manifester dans tout le corps
un état de débilité accompagné d'un accroissement
de sensibilité et de mobilité, qui, suivant la nature des causes morbifiques, persiste pendant un
laps de temps plus ou moins long, souvent même
pendant toute la durée de la maladie, quoiqu'il
se soit manifesté dès le principe un fort excite-

____

(1) *Barzelotti, Epitome di Medicina pratica*, p. 2.
— *Dictionnaire des Sciences médicales*, tome XXVI,
page 136. — Les mêmes argumens m'ont servi, il y a plus
de quinze ans, à résoudre les questions proposées par
d'autres médecins dans mes *Thes. ad grad. Academ.
in Sassaritano Athenæo.*

ment cardiaque. Voilà comment la débilité et la vigueur demeurent associées pendant un certain temps, quoiqu'au premier aperçu beaucoup de personnes pensent que cette coexistence est une chose impossible, et qui implique manifestement contradiction. Mais la contradiction n'existe que pour ceux qui jettent un coup d'œil trop superficiel sur les phénomènes de la fièvre, sans se donner la peine de remonter jusqu'à leur origine.

71. Les causes qui donnent le plus souvent naissance aux fièvres, exercent sans contredit une action débilitante. Telle est la manière d'agir de celles que l'on accuse le plus fréquemment, et qui sont le froid et les principes miasmatiques et contagieux. En effet, les symptômes qui précèdent l'affection fébrile indiquent un état de débilité de tous les systèmes, de tous les appareils, de tous les organes ; la langueur universelle, la torpeur, la lassitude, l'exaltation de la sensibilité, les bâillemens, les pandiculations, annoncent que l'action du système nerveux est diminuée et dérangée. Il arrive de là que l'action du cœur diminuant aussi, le sang n'est plus poussé à l'extrémité des plus petites artères, et qu'il ne pénètre plus les tissus capillaires les plus déliés : la peau devient pâle, les vaisseaux se resserrent, les sécrétions diminuent, la chaleur tombe, il se produit du froid, le malade tremble, et si la réaction ne se déclarait pas, on verrait survenir la mort ; ce qu'on observe

dans les fièvres intermittentes, qui, lorsqu'elles ont une terminaison funeste, font le plus souvent périr le sujet avant le développement de la chaleur. Tous ces symptômes sont des signes incontestables de la langueur et de la diminution de l'action du système vasculaire; ce qui se remarque bien plus manifestement à l'invasion de la variole *maligne*, qu'en tout autre occurrence.

72. Ce principe contagieux subtil se manifeste constamment dans l'origine par des symptômes d'abattement et de langueur, tels que la prostration des forces, les vomissemens (1), les convulsions. En effet, comme chacun sait, si la réaction ne survient pas, ou s'il ne s'opère point une exaltation de l'excitement cardiaque, les contractions du cœur deviennent toujours de plus en plus faibles et languissantes, et la mobilité de cet organe venant en-

---

(1) Une des erreurs les plus désastreuses que Brown ait introduites dans la théorie, est certainement d'avoir prétendu que le vomissement était un signe de faiblesse. Cette erreur n'eût été que ridicule, si elle n'avait point influé sur la thérapeutique; mais elle a fait de nombreuses victimes. En démontrant que le vomissement dépend toujours de l'irritation primitive ou secondaire de l'estomac, M. Broussais a véritablement rendu un grand service. Il faut espérer qu'on verra diminuer de jour en jour le nombre des praticiens routiniers qui se plaisent à répéter que, sans émétique, ils ne pourraient exercer *l'art de guérir*. (*Note des trad.*)

fin à s'éteindre, probablement par défaut d'action nerveuse suffisante, la mort s'empare du malade. Au contraire, si la réaction, effet de l'excitabilité accumulée, peut avoir lieu, tout le système vasculaire se ranime. Mais si, par défaut de vigueur, ou par suite de la *malignité* de la cause morbifique, cette réaction est débile, languissante et désordonnée, alors on trouve le pouls faible, irrégulier, et on observe tous les symptômes des fièvres les plus *malignes*, comme il arrive dans la petite-vérole qui porte ce nom, et dans la peste, qui tue en peu d'heures. Tous ces phénomènes n'ont point lieu lorsqu'il se fait une réaction suffisante.

L'accumulation de l'excitabilité déterminant un excitement fébrile modéré, le système vasculaire se ranime tout entier, le pouls devient fort et vif, la chaleur renaît et augmente, mais les symptômes de débilité persistent dans le système nerveux et dans tous les organes qui ont besoin de son influence pour pouvoir exercer parfaitement leurs fonctions. Voilà comment a lieu l'état apparent de contradiction qui fait que la débilité et la vigueur existent ensemble, et que concurremment avec l'excitement on voit persister la prostration des forces, l'inappétence, le désordre des sécrétions, et le trouble d'un grand nombre d'autres fonctions.

73. Ce n'est qu'en réfléchissant profondément sur cette sorte de complication, et pesant jusqu'aux moindres circonstances qui s'y rapportent, qu'on

peut se faire une juste idée de l'état différent que présentent toutes les maladies fébriles, du passage d'une diathèse à l'autre, et de la méthode de traitement qu'il faut suivre selon la nature des circonstances. En adoptant cette marche, il est facile de voir que, s'il se produit un excitement très considérable, la maladie aura tous les caractères de la fièvre hypersthénique ou inflammatoire, et qu'au contraire si la réaction est faible et languissante, la maladie présentera tous les symptômes qui constituent une fièvre nerveuse ou *maligne*, c'est-à-dire une diathèse hyposthénique.

Ces variations et modifications dépendent aussi beaucoup de la nature de la cause morbifique (1). En effet, si cette cause est fugitive, comme l'action du froid, la débilité qui a donné lieu à l'excitement excessif se dissipera sans peine. Si, au contraire, l'état de langueur et d'abattement dépend de quelque principe inhérent à l'organisme,

---

(1) Non seulement la nature de la cause morbifique, mais même le nombre des causes, doivent produire des changemens divers qui rendront la maladie plus ou moins compliquée. Ainsi, par exemple, des affections morales, des excès d'étude, des principes contagieux, l'action du froid, pourront contribuer ensemble à produire la maladie, qui présentera des complications en raison de la nature et du nombre de ces élémens. On a donné à ces causes le nom de *prédisposantes*, et on appelle *occasionnelles* celles qui déterminent la maladie.

comme serait un principe variolique, miasmatique, contagieux, pestilentiel, alors la cause continuant à agir, même pendant le temps de la réaction, on verrait se manifester les symptômes de faiblesse qui s'observent dans le cours des fièvres provoquées par ces principes.

74. Parmi les causes qui donnent lieu au surexcitement cardiaque, en dérangeant et débilitant le système nerveux, on doit citer la commotion cérébrale. Après les lésions de ce genre, l'action du système nerveux manque à vue d'œil; mais si la réaction survient, la fièvre suit son cours, et, dans ces circonstances, on peut dire que la secousse éprouvée par le cerveau a produit presque les mêmes effets qu'un principe contagieux débilitant, ou, si l'on aime mieux, sédatif, suivant l'expression employée par M. Wilson Philipps (1).

---

(1) L'auteur n'a peut-être pas assez médité sur les effets de la commotion; le rapprochement qu'il établit entre cet état et celui dans lequel se trouve l'encéphale soumis à l'action des miasmes nous paraît forcé. Les contusions exercent une action mécanique presque immédiate sur le cerveau, tandis qu'on sait à peine comment les miasmes agissent sur ce viscère. En général, ces derniers produisent un mélange de prostration et de convulsion, qui, d'après les recherches du professeur F. Lallemand, annonce l'inflammation de la substance cérébrale. Cette prostration, qui alterne pour ainsi dire avec les convulsions, survient, il est vrai, assez souvent à la suite des contusions; mais

Si des différentes modifications auxquelles l'excitabilité cardiaque peut être sujette, il résulte diverses sortes de mouvemens fébriles, l'action accrue de la puissance stimulante fera que l'excitement cardiaque s'exaltera au point de donner lieu à des fièvres qui ne devront être précédées d'aucun signe de débilité ou de langueur, parce que ce n'est point une cause débilitante qui influe sur leur production. Mais le cœur étant peu exposé à l'action des puissances morbifiques, pour que celles-ci déterminent des contractions plus fortes de sa part, il faut, quand elles ne sont pas de nature à apporter des changemens dans l'excitabilité, qu'elles se trouvent associées à la puissance stimulante qui produit l'excitement naturel. C'est pourquoi les affections fébriles de cette espèce doivent être très limitées, et ne peuvent naître que des altérations du sang.

Le mouvement ou la réaction fébrile, le surexci-

---

ces deux phénomènes ne constituent pas, à proprement parler, les effets de la commotion ; ce sont plutôt les signes qui annoncent l'inflammation subséquente de la substance cérébrale. S'il y a ressemblance dans la manière d'agir de la commotion et des principes miasmatiques, ce n'est donc qu'autant que les miasmes et la commotion produisent également l'inflammation du cerveau. Voyez les *Recherches anatomico-pathologiques sur l'encéphale,* par F. Lallemand. Paris, 1821, *in-8°.*

(*Note des trad.*)

tement cardiaque, résultant des mêmes élémens que ceux dont se forme l'excitement cardiaque normal, *plus* la cause morbifique, ce mouvement accru, comme il a déjà été dit en parlant de l'inflammation, ne dépend pas toujours d'un excès de stimulus, il peut aussi devoir naissance à l'exaltation ou à l'accumulation de l'excitabilité. Il est bien vrai que le défaut de stimulus ne pourra jamais donner lieu au mouvement fébrile.

75. Toutes les fois que j'ai eu l'occasion d'observer des agitations fébriles passagères, elles étaient redevables de leur existence à l'abus des vins généreux et des liqueurs alcooliques : par conséquent les substances aromatiques, âcres et irritantes, reçues dans le sang (1), peuvent produire des effets sem-

---

(1) Ces substances passent-elles réellement en nature dans le sang, comme le prétendent quelques physiologistes modernes ? n'est-il pas plus probable qu'elles se bornent à fournir à l'action vitale des élémens d'une nature différente de ceux qu'elle emploie habituellement pour former le sang, d'où il résulte que celui-ci acquiert d'autres qualités, et devient quelquefois plus stimulant ? C'est au moins ce qui semble résulter des recherches de MM. Tiedemann, Gmelin (*Recherches sur la route que prennent diverses substances pour passer de l'estomac et du canal intestinal dans le sang.* Paris, 1821 , *in-8°*), et Rhades (*Journal complémentaire du Dictionnaire des Sciences médicales,* tome XI, page 86). L'hypothèse du passage direct des substances ingérées dans le torrent de la circulation est un de ces nombreux lambeaux épars des

blables, et même plus prolongés. C'est à une action peu différente qu'on doit rapporter la fièvre qui se manifeste à la suite de la 'dysurie, dans laquelle, l'urine venant à être absorbée, il semble

---

théories mécaniques, que des esprits superficiels ou peu conséquens prétendent chaque jour concilier avec la doctrine du vitalisme, qui seule peut servir de base à la physiologie. Une éponge, une méduse, un corail, un madrépore, un zoophyte, en un mot, contient-il un seul des matériaux constituans des eaux de la mer qui l'enveloppent de toutes parts? et si l'on trouve de l'iode dans les éponges, comme dans certains fucus, n'est-il pas naturel de penser que ce principe a été formé de toutes pièces par la vie animale, comme il l'est par la vie végétale? Nous signalons d'autant plus volontiers ce dernier fait, qu'il peut devenir d'un grand secours à la géologie, et fournir un argument contre les naturalistes qui prétendent que les zoophytes ne fabriquent pas de toutes pièces ces masses immenses de carbonate calcaire dont ils encombrent les mers équatoriales, mais ne font qu'absorber la chaux toute formée, et tenue en suspension ou en dissolution dans les eaux : comme s'il était plus difficile de concevoir la formation directe de cet oxide métallique par la force de la vie, que la décomposition de l'hydrochlorate de chaux et sa conversion en carbonate calcaire, et surtout comme s'il existait, dans l'eau de la mer, une proportion d'hydrochlorate de chaux assez considérable pour expliquer la rapidité prodigieuse avec laquelle les zoophytes travaillent à accroître la charpente du globe terrestre ! *Voyez*, pour de plus amples développemens, les articles ABSORPTION et ASSIMILATION du *Dictionnaire abrégé des Sciences médicales.* (*Note des trad.*)

que toutes les parties du corps se trouvent infectées des principes âcres et irritans contenus dans ce li- quide excrémentitiel. Le pus n'est pas toujours ab- sorbé impunément, et je pense que l'exacerbation manifeste de la fièvre dans la variole depuis la pé- riode de suppuration jusque peu avant celle de des- sication, doit être attribuée à l'absorption de cette humeur plutôt qu'à l'irritation des pustules, déjà calmée à cette époque de la maladie.

Peu de personnes ayant soumis à un examen sé- vère les différens symptômes qui précèdent ou ac- compagnent l'excitement fébrile, on n'a pas pu établir la distinction dont nous venons de parler, ni démontrer comment il se fait que ce soient les puis- sances stimulantes qui donnent le plus souvent lieu aux fièvres les plus intenses et aux maladies qui présentent au plus haut degré tous les signes d'une véritable diathèse hypersthénique. De savans méde- cins, frappés de ces symptômes manifestes d'une augmentation de force, ont dû établir que le plus grand nombre des fièvres dont il s'agit présentant un caractère hyposthénique, il faut les attribuer à des causes excessivement stimulantes, parmi lesquelles on a en conséquence rangé indistinctement tous les principes contagieux qui, ainsi que nous l'avons démontré, présentent des signes manifestes d'une action débilitante, *maligne* et perturbatrice, de sorte qu'il semble qu'on ne peut plus élever aucun doute sur leur manière d'agir, d'autant plus qu'elle con-

duit à rendre raison d'un grand nombre de phénomènes qu'on ne pourrait pas expliquer autrement.

Des diathèses hypersthénique et hyposthénique.

76. Si je ne me fais pas illusion à l'égard de ce
que j'ai dit sur toutes les circonstances qui accompagnent l'exaltation de l'excitement cardiaque, je
mettrai les médecins à même d'approfondir davantage la question des diathèses hypersthénique
et hyposthénique. Il faut avouer que même sous ce
rapport ils ne sont pas d'accord entre eux, et qu'on
n'a pas encore décidé ce qu'il faut entendre par
le mot *diathèse* ; ce qui tient surtout à ce qu'il a été
employé dans un sens trop vague, c'est-à-dire pour
exprimer un état particulier de quelques maladies,
sans qu'on ait bien déterminé quel rapport cet état
doit avoir avec les parties affectées. Il n'était possible
d'arriver à cette détermination qu'en accordant
une grande attention aux complications qui, le
plus souvent, accompagnent le surexcitement cardiaque.

D'illustres médecins, observateurs serviles des
préceptes du réformateur écossais, n'ont jamais
osé supposer que la faiblesse pût être compliquée
avec l'excès de force, malgré les signes si clairs
et les témoignages parlans que fournissent les nombreux symptômes qui indiquent journellement
l'énergie, le surcroît de mouvement de quelques
parties, et le profond abattement de certaines autres.

J'ai soutenu et défendu la possibilité et même l'existence de cette complication, en faisant voir qu'elle ne répugne en rien à la structure compliquée du corps humain, et qu'elle n'est que trop visible dans les maladies les plus fréquentes (1). De profonds observateurs ne tardèrent pas à adopter cette opinion (2). D'après cela, dans toutes les maladies où nous voyons l'excitement fébrile précédé de symptômes de faiblesse, de langueur, et de perturbation des fonctions du système nerveux, il convient d'admettre l'existence simultanée des deux diathèses hyposthénique et hypersthénique ; mais cependant si la cause occasionnelle de l'état de faiblesse est passagère, comme par exemple l'action du froid, cette cause venant à se dissiper, la diathèse hyposthénique disparaît aussi, et l'hypersthénie reste seule, comme on l'observe dans toutes les fièvres inflammatoires simples, dans lesquelles les symptômes de débilité s'évanouissent promptement. Si la véhémence de l'inflammation et l'action des remèdes ne diminuent pas excessivement les forces, les fonctions des viscères se rétablissent

---

(1) *Phthiseos pulmon. specimen theoretico-practicum*, p. 35 *et seq. ad cooptationem in ampliss. medic. collegium.* Turin, 1801.

(2) Brera, *Sylloge opusculorum.* — Giannini, *Della natura delle febri.* Milan, 1805 ; traduit en français par Heurteloup.

promptement, l'appétit renaît, et le sujet ne perd que peu ou même point de sa vigueur accoutumée. Le surexcitement cardiaque ne doit présenter aucune complication, toutes les fois qu'il ne dépend que de causes irritantes dont l'action redouble la force stimulante du sang. L'excitabilité se trouvant alors dans son état naturel, attendu qu'aucune cause morbifique n'a pu agir sur le système nerveux qui préside à son état normal, ces affections peuvent être de longue durée, sans qu'on observe une grande déperdition de forces. Mais si la prostration vient à se manifester dans la suite, ce sera par l'effet des désordres et des altérations auxquels le mouvement fébrile continu et excessif donnera lieu dans tous les organes. Au contraire, les deux diathèses mentionnées marchent de front, compliquées l'une avec l'autre, dans toutes les fièvres dues à des principes qui, par leur *malignité*, attaquent directement le système nerveux, et abattent l'énergie naturelle des divers organes de la machine animale, par l'influence de ce système, auquel ils sont soumis.

Si l'une des deux diathèses prévaut sur l'autre, les symptômes qui la caractérisent ordinairement deviennent de toute nécessité plus visibles et plus prononcés, et c'est d'elle que la maladie reçoit sa forme. On ne doit donc pas s'étonner si les mêmes maladies, sous la même influence, sont accompagnées, tantôt de la diathèse hyposthénique, et tantôt de la diathèse hypersthénique, selon que dès le principe l'une prédomine sur l'autre, et que le contraire arrive dans la suite, s'il y a transmutation de diathèse, et passage de l'une à l'autre.

Cette circonstance, bien que tout-à-fait naturelle et raisonnable, a pourtant paru impossible à quelques personnes qui, sans y avoir bien réfléchi, l'ont pleinement révoquée en doute et rejetée. En effet les praticiens observent journellement que, dans les fièvres causées par un principe contagieux, et principalement par celui de la variole, quoique au début il se manifeste des symptômes de débilité et de langueur, l'excitement ne s'en exalte pas moins promptement, ainsi que le prouvent la plénitude, la force et la tension du pouls, et tous les autres symptômes qui démontrent l'existence de la diathèse hypersthénique, ou si l'on veut, phlogistique, la plus prononcée, laquelle commande l'administration la plus prompte des moyens débilitans et déprimans. D'autres fois, en raison de la prédisposition du malade, la réaction fébrile qui se manifeste à la suite de l'état d'abattement et de langueur, ne suffit pas pour masquer les symptômes d'une profonde débilité. Le pouls reste faible et irrégulier, toutes les fonctions sont troublées, et l'état de débilité causé par le principe vénéneux triomphe, c'est-à-dire qu'on voit dominer la diathèse hyposthénique qui contre-indique tous les remèdes débilitans, et démontre au médecin que jusque-là il n'a point trouvé le remède propre à détruire la cause d'un état aussi périlleux qui, faisant continuellement des progrès, amène la terminaison funeste que les maladies de ce caractère prennent en pareille circonstance.

En soumettant néanmoins à une analyse sévère tous les symptômes qui se manifestent dans les fièvres de cette espèce, on peut affirmer que la diathèse hyposthénique occupe primitivement le système nerveux, qu'ensuite l'hypersthénique envahit le système cardiaco-vasculaire, et que l'une venant alors à l'emporter sur l'autre, la maladie prend ordinairement le caractère de la diathèse sthénique, ou de la diathèse asthénique. La diathèse hyposthénique ne constitue pas elle - même une maladie fébrile, puisque, comme elle occupe seulement le système nerveux, il ne peut y avoir de réaction ou de surexcitement. En effet, ou cette débilité fait de rapides progrès, et occasionne le défaut d'action dans les organes les plus essentiels à la vie, et par conséquent la mort, ainsi qu'il arrive dans la peste la plus meurtrière, et parfois dans la variole ; ou bien elle se borne, et alors un abattement, un malaise universel persiste pendant un laps de temps indéterminé. Mais si l'accroissement de l'excitabilité du cœur vient à avoir lieu, la réaction s'établit facilement ; on voit se développer la diathèse hypersthénique, qui ne peut manquer de s'établir toutes les fois qu'on observe le surexcitement cardiaque. (1)

Pris dans cette acception, la *diathèse* n'est donc plus un mot vide de sens et indéterminé; mais elle exprime des mutations visibles dans l'action mécanique des deux principaux systèmes, le nerveux et le vasculaire. L'idée qu'on se fait de cet état se lie avec tout ce qu'enseignent de plus certain la *fine* anatomie et la physiologie positive; elle ouvre la voie pour expliquer la complication des deux diathèses opposées, et rend raison de phénomènes qui autrement présentent la plus grande confusion.

Ce serait ici le lieu de parler de l'irritation et de la diathèse irritative, laquelle provenant d'inflammations locales ou de lésions semblables, se convertit

---

(1) Lorsque des mots ont été souvent détournés de leur acception étymologique, qu'ils ont été employés dans des sens très différens, et surtout pour désigner des erreurs, il est difficile de les ramener à une signification déterminée; peut-être même faut-il les bannir du vocabulaire des sciences. Si l'auteur se fût borné à dire que, par l'impression faite sur la membrane muqueuse gastro-pulmonaire, et peut-être sur la peau, le système nerveux tombe quelquefois dans une asthénie si profonde, que la mort peut en être l'effet, tandis que si le cœur éprouve un surcroît d'action, il en résulte les symptômes de la réaction fébrile, il se serait tenu dans le cercle des faits, sans chercher à déterminer ce qu'on doit entendre par le mot *diathèse,* qui signifie tout simplement *disposition.*

(*Note des trad.*)

en maladie universelle ; mais comme cette affection
ne se propage que par l'action des nerfs et de l'excitement nerveux, il convient d'examiner d'abord
celui-ci.

ARTICLE III.

De l'Excitement nerveux.

A. *Normal.*

77. Si l'on se rappelle ce qui a été dit de l'excitabilité nerveuse et du mécanisme surprenant d'où elle
résulte, on concevra combien l'espèce d'excitement qui naît de l'action des stimulans sur cette
excitabilité, doit être compliquée et merveilleuse.
Toutes les autres espèces d'excitabilité, soit moléculaire, soit organique, dont nous avons parlé,
sont soumises à l'action d'un petit nombre de stimulans, je dirai presque de stimulans spéciaux ;
mais l'excitabilité nerveuse, en vertu de son mécanisme particulier, ou de la disposition de ses élémens organiques, se trouve continuellement en
rapport avec une infinité d'objets extérieurs, lesquels étant très différens les uns des autres dans leur
mode d'action, l'excitement normal doit en conséquence être également sujet à des modifications
et à des changemens innombrables.

78. Un excitement quelconque n'étant qu'un
mouvement occasionné par un stimulant appliqué
à des parties ou substances excitables, en partant

de ce principe, on parvient à concevoir de quelle manière s'établit l'excitement nerveux.

Les différens corps de la nature mis en contact avec les extrémités des nerfs, soit de ceux qui se rendent aux organes des sens, soit de ceux qui, se distribuant dans d'autres organes, excitent, comme on le sait, des impressions diverses, lesquelles, transportées au *sensorium* commun (moelle allongée), y produisent des mouvemens obscurs et peu connus. Ces mouvemens transmettent la force nerveuse (32), par le moyen des nerfs, aux muscles; qui, en se contractant, deviennent la cause de mouvemens plus ou moins composés qui constituent l'excitement visible (1). C'est pourquoi on doit attribuer à l'espèce d'excitement produit par le mécanisme du système nerveux, ou qui résulte de son excitabilité mise en jeu par les stimulus, les mouvemens de contraction que présente l'insecte qui

---

(1) On peut dire aussi qu'une partie du système nerveux constitue un appareil excitable, c'est-à-dire pourvu d'une excitabilité compliquée, d'où il doit résulter que l'excitement sera lui-même compliqué, ce qu'on observe en effet. Ce n'est donc point la partie stimulée (l'extrémité des nerfs) qui présente l'excitement; mais c'en est une autre qui se meut, se contracte (les muscles), par suite de la manière particulière dont les deux communiquent ensemble. La locomotion se compose d'une série d'excitemens semblables, qui ne dépendent cependant pas toujours du stimulus appliqué à l'extrémité des nerfs.

se replie subitement sur lui-même dès qu'on le touche.

Si l'animal s'enfuit à la vue de quelque objet, ou lorsqu'un bruit vient frapper son oreille, c'est par un excitement analogue. De même lorsqu'un corps quelconque excite une impression agréable sur un des organes des sens, l'animal se trouve conduit à faire des mouvemens, qui sont autant d'excitemens par lesquels il se rapproche ou s'éloigne de ce corps, et le repousse si l'impression en est incommode. Tous les mouvemens, toutes les contractions qui s'exécutent par les muscles servant à la locomotion, sont donc de véritables excitemens dus à l'action des stimulus externes, ou de l'aiguillon de la volonté (1), sur cette espèce d'excitabilité produite par le concours des principaux organes du système nerveux. La structure de ces organes étant compliquée et obscure au plus haut degré, ainsi que les connexions et les rapports qui existent entre eux, il est extrêmement difficile de donner la raison de tous ces phénomènes. (2)

––––––

(1) Il est évident pour tous que l'action nerveuse va irriter les muscles par l'influence de la volonté ; mais nous ignorons comment elle agit sur l'origine des nerfs, et cela, par les raisons que j'ai indiquées.

(2) Une analyse exacte et minutieuse des divers élémens qui concourent à l'excitement nerveux, est sans doute éminemment nécessaire pour rendre raison d'une infinité de phénomènes naturels et morbides. Les élémens

79. Continuant à soumettre à un examen analytique tous les élémens qui composent ce merveilleux organisme, on voit de même que l'action
des stimulans ne s'étend pas toujours jusqu'au cerveau, mais que parfois elle donne lieu à des excitemens ou contractions musculaires sans con-
science, tels que les mouvemens involontaires ou
automatiques des organes de la locomotion. Dans
certaines occasions, au contraire, de fortes impressions exercées par des stimulans assez intenses,
ne provoquent pas d'excitemens musculaires, mais
sont reçues par le cerveau, qui les transmet à
l'*âme*. Cette action du cerveau ne pouvant avoir
lieu sans quelque espèce de mouvemens, à la vérité
tout-à-fait obscurs pour nous, elle laisse à supposer
une modification de l'excitement nerveux tant
soit peu différente de celle dont nous avons fait
mention précédemment, et qu'on peut appeler
cérébrale. (1). Mais la structure des parties étant

de l'excitement nerveux seront donc l'excitabilité nerveuse (40), et tous les stimulans qui agissent sur elle.
Comme le nombre de ces derniers est très grand, il doit
en résulter une grande diversité dans les excitemens qu'ils
produisent.

(1) Voyez *Excitabilité cérébrale*, n° 21, et le *Tableau
des différentes espèces d'excitabilité et d'excitement.*

Lorsque je traiterai des fonctions de l'économie animale,
d'après le plan exposé dans mon *Analysis adumbr. hum.
corp.*, et dans mon *Anatomes physiologica*, je pourrai

trop compliquée, et les relations de l'*âme* avec les organes qui semblent en être le siége, tout-à fait incompréhensibles, nous ne mettrons pas le pied dans ce labyrinthe, de peur d'en trouver trop difficilement l'issue. (1)

---

mieux détailler chacune des opérations qu'exercent les différens organes. Je dirai seulement ici que personne n'ignore qu'une impression exercée sur l'extrémité d'un nerf, en se propageant le long de cette partie, arrive au *sensorium*, et peut déterminer la transmission de l'influence nerveuse par les nerfs qui se rendent aux muscles, dans lesquels cette influence occasionne des contractions qui constituent un excitement. D'autres fois il paraît que l'impression qui parcourt les nerfs, en arrivant au cerveau, est reçue par les hémisphères, et alors l'excitement qui se développe dans ceux-ci, ne paraît pas être visible comme dans l'autre cas. De tels phénomènes sont l'effet de la réunion particulière qui a lieu, dans la moelle allongée, ou le *sensorium* commun, entre les origines des nerfs et les racines des fibres des hémisphères du cerveau.

(1) Tout homme sensé doit applaudir à la sage réserve de M. Rolando. Si l'on examine attentivement l'action organique, on reconnaît que les actes de la vie peuvent être répartis en deux classes ; les uns, manifestes à nos sens, sont pour nous des faits positifs ; les autres, plutôt soupçonnés que démontrés, sont admis par analogie. Ainsi nous savons que la locomotion résulte du déplacement des os, par suite des contractions musculaires ; et que pour que ces contractions aient lieu, il faut que le nerf qui s'étend du muscle au cerveau soit intact ; mais nous ignorons ce qui se passe dans le nerf à l'instant où nous déterminons,

B. *Morbide.*

80. De l'idée, sinon exacte, au moins satisfaisante, que je viens de développer au sujet de l'exci-

---

par un acte de notre volonté, c'est-à-dire de notre cerveau, les contractions dont il s'agit. Contraction des muscles et mouvement des os les uns sur les autres, tels sont
les seuls actes connus de la locomotion ; intégrité du nerf
et du cerveau, telle est la seule condition connue de l'accomplissement de cette fonction ; on ignore, d'ailleurs,
la modification qui s'opère dans l'encéphale et dans le
nerf ; mais on sait, à n'en pas douter, que ces parties
agissent alors d'une manière quelconque. Comment agis-
sent-elles ? voilà ce que personne ne pourrait dire. Cependant tout le monde a voulu expliquer, c'est-à-dire devi-
ner, en quoi consiste cette modification. Les uns ont dit
que le système nerveux vibrait, d'autres ont prétendu
qu'il se contractait ; M. Rolando croit qu'un fluide subtil
coule rapidement de l'encéphale au muscle le long du
nerf ; pour certains, ce fluide a été une matière *sui gene-
ris, quintessence d'atome,* comme disait le bon La Fon-
taine ; pour quelques autres, c'était et c'est même encore
le fluide électrique, le fluide galvanique. Cabanis, plus
sévère, s'est borné à dire que cette modification ne peut
être qu'un mouvement, et, à quelques nuances près,
son opinion est la plus généralement répandue parmi
les physiologistes de nos jours. Soustraite à l'empire de nos
sens, l'action moléculaire n'est point un fait directement
prouvé, c'est un fait auquel on croit par ses résultats. Un
esprit sévère peut même appliquer ici le *que sais-je* de
Montaigne, sans qu'on soit en droit de l'en blâmer. Puisque dans l'action vitale il paraît y avoir des conditions

tement nerveux normal, on peut déduire plus faci-

---

inconnues qui échappent à nos sens, nous ne saurions nous
rendre compte des variations qui ont lieu dans ces conditions, et par conséquent nous ignorons comment on peut
y remédier; si ces conditions tombaient, au contraire,
sous nos sens, il serait utile d'en étudier les altérations,
afin de parvenir à les modifier. Nous ne savons donc rien, et
nous ne pouvons rien savoir à leur égard ; le mot, quel qu'il
soit, dont on se sert pour les désigner, a l'inconvénient
de leur donner une existence qui est pour nous un problème,
et de faire croire que ces abstractions sont des faits, tandis
que ce ne sont que des notions négatives. Dans cette
question, qui a si souvent exercé le jugement des hommes,
et plus souvent encore leur imagination, les sens ne fournissent aucun document. Elle rentre donc dans le domaine exclusif du raisonnement ; mais il ne faut pas oublier que, comme l'a dit un ancien philosophe, *tout ce
qui est au-dessus de la raison, est contre la raison.* Or,
quelle est la partie au moyen de laquelle nous pensons,
et sans laquelle nous ne pensons pas? c'est le cerveau.
Qui prouve que l'organisme est mu par autre chose que
ce viscère dans les animaux qui en sont pourvus? c'est,
dit-on, l'exercice de la *pensée.* Donc, la pensée étant
une action cérébrale, elle ne doit pas sortir du domaine
de la physiologie. Qu'est-ce que la physiologie ? c'est
la science des fonctions. Les fonctions sont ce que nous
connaissons de l'action organique. Par conséquent si, dans
cette action, il y a plus que du mouvement, la recherche et
l'étude de ce *plus* ne sont point du domaine de la physiologie, car cette recherche et cette étude ne sauraient être
faites avec les sens. La physiologie est toute expérimen-
tale ; elle a pour unique but l'exposition méthodique des

lement qu'on ne l'a encore fait, l'explication des

phénomènes de la vie, dans l'ordre de leur coexistence et de leur succession. Donc, lorsque le physiologiste se borne à l'étude et à la recherche de l'action des organes, il ne fait que se tenir dans le cercle étroit que la raison et le but qu'il se propose tracent autour de lui. De quelle utilité peut-il être en médecine de chercher l'état de l'*âme* dans la folie, puisque le cerveau est incontestablement l'organe de la pensée, puisque les moyens curatifs, moraux, chirurgicaux, pharmaceutiques ou hygiéniques, doivent être adressés à ce viscère, en les mettant en rapport avec les organes des sens, l'estomac ou la peau?

Quel est donc le motif qui a dicté à un pharmacien-médecin des phrases aussi étranges que celles-ci : « Les expériences se multiplient, et les malades meurent,.... le *mécanisme* de l'organisation se décompose,.... les passions, les affections morales, les *percepta*, ne sont rien que des *impressions*, des *mouvemens*, des *actes non matériels?* » Qui a jamais dit que le mouvement fût matériel, et que signifient ces mots, *mouvement non matériel?* N'y a-t-il pas plus que de la hardiesse à dire que les physiologistes de nos jours ne savent rien en philosophie? N'y a-t-il pas plus que de la *bonhomie* à se plaindre de ce que, dans l'École de Paris, on *glisse* sur tout ce qui concerne la *lampe interne qui éclaire les actes de l'économie vivante par des instincts salutaires?* Quel style et quelle force de pensée chez un homme qui se croit appelé à juger Cabanis! Ce nouvel Aristarque nous donnera sans doute une idée claire de ce qu'il entend par les *mouvemens autocratiques* de sa *lampe* merveilleuse. On devra d'autant plus le louer de se livrer à cette occupation innocente, que, pendant ce temps, il ne s'abandonnera point à des

phénomènes qui constituent le surexcitement nerveux morbide. (1)

Comme les impressions salutaires exercées par les corps extérieurs, se portent naturellement au *sensorium* commun, par le moyen de l'excitabilité moléculaire des nerfs, de même aussi les impressions incommodes, désagréables, nuisibles et trop fortes, se transportent également à ce centre principal de l'excitabilité nerveuse ou de la sensibilité. Trop vivement ébranlées par leur action, ces parties centrales, douées d'une exquise mobilité, doivent provoquer des mouvemens musculaires irréguliers, excessifs et trop forts, de telle sorte que, suivant les circonstances, on a tantôt les symptômes qui caractérisent les affections spasmodiques cloniques, telles que les maladies nerveuses connues sous les noms d'*épilepsie* et de *con-*

---

insinuations perfides, qui n'étant dirigées contre personne en particulier, planent sur une classe entière de savans, dont l'unique but est l'intérêt de la vérité. L'intérêt personnel a pu seul aveugler cet avocat de l'obscurantisme sur l'inconvenance du factum qu'il vient de publier au milieu de circonstances graves qui auraient dû lui inspirer plus de réserve. (*Note des trad.*)

(1) Pour abréger, je passe sous silence l'excitement diminué, aussi-bien que l'excitement irrégulier, et à cet égard on peut consulter les expériences que j'ai faites sur les diverses parties du cerveau, et que j'ai décrites dans mon Essai sur ce viscère.

vulsions, et tantôt ceux des *spasmes toniques*, tels que le trisme des mâchoires, le tétanos et autres affections semblables, qui ne sont autre chose que des surexcitemens du système nerveux.

ARTICLE IV.

De l'Excitement cérébral.

81. D'APRÈS tout ce qui a été dit de l'excitabilité cérébrale, on peut facilement concevoir 1°. que les excitemens morbides, ou surexcitemens cérébraux, sont le délire, la manie, la mélancolie, qui, comme nous l'avons démontré ailleurs, établissent leur siége dans les hémisphères de l'encéphale ; 2°. que les diverses espèces de sous-excitemens sont l'idiotisme, le sommeil, la stupeur, l'apoplexie (1) et les autres affections comateuses ; comme le prouvent les expériences décrites dans mon *Essai sur la vraie structure du Cerveau*.

----

(1) La place que M. Rolando assigne à l'apoplexie, tend à faire croire qu'il n'entend parler que des symptômes apoplectiques, et non de la modification organique qui les produit. (*Note des trad.*)

ARTICLE V.

De l'Excitement intestinal.

82. En faisant l'application de nos principes touchant les diverses espèces d'excitement, on reconnaît qu'il y a aussi un surexcitement propre au canal digestif. Le mouvement péristaltique n'est que l'excitement normal de ce tube ; mais il existe un excitement morbide dans le *cholera-morbus*, dans la diarrhée, et dans d'autres affections semblables , comme on pourra le voir en consultant l'un des tableaux annexés à cet ouvrage.

Il convient enfin de ne pas perdre de vue que les causes stimulantes ne sont pas toujours portées au *sensorium* par les nerfs, mais que bien souvent elles peuvent agir directement sur cette partie centrale, par le moyen du sang. On doit se souvenir également de ce qui a été dit ailleurs , relativement aux diverses mutations que présente l'excitabilité. Si elle est accumulée, des causes stimulantes très légères peuvent occasionner des mouvemens vifs et forts , qui, dans des circonstances tout-à-fait opposées, seront à peine visibles. Prenant donc en considération ces remarques, on se trouvera sur la voie des recherches nécessaires pour établir ce qu'on doit entendre par *irritation*, selon la manière dont en parlent les pathologistes de nos jours ; on verra ainsi en quoi elle consiste, et comment il en résulte un surexcitement plus ou moins composé.

CHAPITRE IV.

De l'Irritation.

83. Si le système nerveux reçoit continuellement, par le moyen des extrémités des nerfs, un grand nombre d'impressions agréables, et de sensations nécessaires à l'exercice des différentes fonctions, il se trouve aussi exposé à l'action d'une foule de causes propres à exciter des sensations incommodes et désagréables, qui ne peuvent manquer de troubler ses fonctions, et qui sont susceptibles d'étendre et de propager leurs effets jusqu'aux organes principalement soumis à l'influence nerveuse.

Il est notoire que beaucoup d'affections morales sont aptes à troubler les fonctions de l'estomac, puisqu'elles font cesser presque instantanément l'appétit ; que les sons et les saveurs désagréables, les odeurs fétides, agitent et dérangent tous les viscères, excitent des nausées et le vomissement, ou produisent des désordres qui indiquent que l'action des nerfs répartis à beaucoup de viscères, est facilement troublée par ces diverses causes, ou par d'autres semblables. En outre, les nerfs peuvent être irrités d'une manière particulière par une infinité de substances ou de causes étrangères, telles que des vers, des matières putrides et corrompues introduites dans les voies alimentaires, ou bien lésés lo-

calement de diverses manières par des dilacéra-
tions, des distensions, des fractures, des douleurs,
des inflammations (1). Ces causes et autres semblables, transportées par la voie ordinaire des nerfs,
peuvent exercer, sur le *sensorium*, ou sur l'excitabilité nerveuse, une action telle que le résultat ne se
réduise pas à un excitement névro-musculaire ou
cérébral. Mais l'action que les nerfs exercent sur
les viscères étant une fois dérangée, et leurs fonctions par conséquent troublées, il résultera de là
des altérations qui ne différeront pas beaucoup de
celles que produisent les causes débilitantes, et par
l'effet desquelles se développera aussi la réaction du
cœur, dont la suite nécessaire sera la fièvre.

84. Des médecins aussi habiles que perspicaces
se sont aisément aperçus que les maladies fébriles
dues à de semblables causes, présentaient des

---

(1) Dans ce sens on peut affirmer que la douleur devient
un contre-stimulus, et donne lieu à la débilité, puisqu'elle pervertit et dérange l'action du *sensorium* et des
nerfs : si la douleur est très violente, elle peut détruire
cette action, l'anéantir, et devenir ainsi cause de la
mort. (*)

(*) La douleur modérée est le stimulant le plus actif pour la
partie sur laquelle agit la cause morbifique et pour le cerveau ;
mais elle débilite les muscles, le cerveau ne pouvant à la fois
souffrir et agir. La douleur excessive, qui tue instantanément,
est seule un contre-stimulus ; encore ceci mérite-t-il un examen
approfondi. (*Note des trad.*)

symptômes d'après lesquels on devait les distinguer de toutes les autres, et qu'elles offraient des indications démontrant qu'on ne pouvait en obtenir la guérison avant d'avoir éloigné ces causes. C'est pourquoi celles-ci exerçant l'action la plus irritante, les maladies qu'elles occasionnent ont été nommées *fièvres d'irritation*. (1)

Depuis des temps assez reculés, on a observé, il est vrai, qu'on ne peut obtenir la guérison des maladies de cette nature, sans en avoir au préalable éloigné les causes. Plusieurs ont été regardées comme incurables, par l'impossibilité où l'on se trouve de parvenir à ce résultat, ainsi que le démontrent les relations de beaucoup de maladies et de fièvres intermittentes rebelles ou sujettes à récidiver par l'effet de semblables irritations (2). Mais comme il est fort différent d'observer des faits isolés et dispersés, ou de les présenter réunis sous un même point de vue, en tenant compte de tous les rapports et de toutes les analogies, pour en démontrer l'identité, personne ne pourra nier que le véritable caractère d'une classe particulière de maladies n'ait été pour la première fois établi et lumineusement exposé par

----

(1) Journ. complet du *Dictionn. des Sciences médic.*, tome II, p. 45.

(2) *Phthiseos pulm. Specim. theor. pract.*

Guani (1), Bondioli (2), Rubini et Fanzago. (3)

85. Les diverses espèces d'excitabilité, et les différens excitemens qui peuvent en découler, n'ayant
pas été jusqu'à présent bien caractérisés, il n'a pas
été possible de distinguer tous les effets locaux
et généraux que produisent les causes irritantes.
De là sont provenues, entre des praticiens distingués (4), quelques controverses à l'égard de la
nature de l'état irritatif et des parties de la lésion
desquelles il dépend. Mais on pourra facilement
mettre fin à ces controverses, si l'on fait attention
au mode suivant lequel les causes débilitantes et
irritantes agissent sur le *sensorium*. La meilleure
manière d'élucider cette question est sans doute
de se faire une idée exacte de tous les phénomènes que présentent les parties malades, et de
toutes les mutations auxquelles celles-ci donnent
lieu par l'action des puissances irritantes. (5)

En premier lieu, toutes ces puissances n'exercent pas la même action sur les extrémités des

------

(1) *Riflessioni sull'epidemia di Liguria.* Gênes, 1821.

(2) *Memoria sull' azione irritativa.*

(3) *Saggio sulle differenze essenziali delle malattie
universali.*

(4) Fanzago, *Sull' azione irritativa.* — Tommasini,
Della nuova dottrina medica, page 76.

(5) Penolazzi, *Riflezzioni sulla teoria dell'irritazione.*
Padoue, 1817.

nerfs, parce que les unes produisent seulement des impressions plus ou moins fortes, tandis que les autres attaquent l'excitabilité vasculaire, et provoquent un surexcitement, ou des phlegmasies locales, par l'effet desquelles redouble l'impression faite sur les extrémités des mêmes nerfs. Ces impressions reçues par les nerfs, sont transportées, au moyen de leur excitabilité moléculaire, jusqu'au *sensorium* commun, siége de l'excitabilité nerveuse ou de la sensibilité. Jusqu'ici il n'y a pas la moindre différence entre les puissances irritantes et les stimulans qui produisent les excitemens névro-musculaires, soit naturels, soit morbides ; et si l'on observe quelque nuance, elle semble ne consister que dans la manière dont les extrémités nerveuses sont titillées. De là il résulte que les impressions susceptibles de produire ces excitemens semblent être plus rapides et plus prononcées, tandis qu'au contraire celles qui donnent lieu aux affections irritatives, sont plus lentes, sourdes et continues. (1)

------

(1) Les impressions faites sur l'extrémité des nerfs, qui, portées au *sensorium*, occasionnent ensuite des mouvemens musculaires, agissent sur lui de manière à déterminer la transmission du fluide nerveux sous la *forme* apte à produire l'excitement musculaire : les corps qui exercent ces impressions peuvent donc être appelés *stimulans*. Au contraire, les impressions qui donnent lieu aux affections *irritatives*, parviennent bien au cerveau,

86. Parvenues au siége de l'excitabilité, les impressions faites par des causes irritantes, au lieu

---

mais elles troublent et altèrent les fonctions de telle sorte, que l'influence nerveuse arrive pervertie aux organes, comme le démontrent les symptômes qui indiquent un état morbide du système nerveux. L'excitabilité se trouve donc pervertie, elle s'accumule, et de là provient la fièvre d'irritation subséquente (*). Le docteur Ormea, dans sa traduction des Expériences de M. Wilson Philipps, a développé mes idées sur la manière d'agir des nerfs, par laquelle on peut expliquer ces diverses opérations. *Voyez* la première note jointe à l'exposé de ces expériences.

(*) Cette distinction des puissances stimulantes et des puissances irritantes est une des subtilités qui empêchent plusieurs médecins italiens de se rapprocher de l'école française. Comme M. Rasori avait cru devoir admettre des contre-stimulans, MM. Guani, Rubini, Brera et Franceschi pensent qu'il est une classe de stimulans qui *irritent*, non pas instantanément, mais d'une manière permanente, au point de déterminer des désordres profonds dans les tissus. Le professeur Tommasini rejette une distinction si peu fondée : « Quant à l'inflammation irritative, dit-il, je proteste n'avoir jamais pensé que cette phlegmasie, considérée dans la lésion qui la constitue, et non dans la cause d'où elle dérive, pût être distinguée des autres inflammations. Je n'ai jamais pu voir de différence entre une ophthalmie occasionnée par la présence d'un insecte placé sous la paupière, et une ophthalmie produite par l'action du feu. En quoi l'inflammation de la vessie, déterminée par les aspérités d'un calcul, diffère-t-elle de celle qui survient à la suite de l'opération de la taille, de celle que produit une course rapide, de celle qui est l'effet de l'abus des liqueurs spiritueuses, de celle enfin qui est due au virus de

de déterminer, à l'aide des nerfs qui se rendent aux muscles, le passage de la puissance ou du

---

la blennorrhagie ? La seule différence qu'on puisse admettre, est que l'inflammation entretenue par un corps irritant toujours présent, augmente malgré l'emploi des moyens antiphlogistiques les plus propres à la combattre, tandis que l'inflammation produite par la chaleur ou par le vin, agens dans l'action, dure peu, est entièrement sous l'empire de l'art, et peut céder à un traitement actif et approprié Quelle différence peut-il y avoir, sous le rapport de l'état inflammatoire, c'est-à-dire eu égard à la *partie curable* de la maladie, entre l'érysipèle par insolation et la scarlatine qui provient d'un principe contagieux spécial ? Quelle que soit la manière dont agit d'abord ce principe, je vois dans la scarlatine et dans la rougeole, sauf la forme qui est différente, les mêmes phénomènes d'inflammation de la peau et d'excitement fébrile que dans l'érysipèle. Aussi les praticiens, en raison de l'identité de la condition morbide essentielle, ont-ils également recours à la saignée, lorsque l'intensité du mal l'exige, dans l'érysipèle, dans la scarlatine et dans la rougeole, comme dans une cystite et dans une inflammation très intense du testicule. soit que ces deux phlegmasies dépendent de la contagion vénérienne, soit qu'elles aient été occasionnées par l'abus des liqueurs spiritueuses ou par la chaleur. C'est pourquoi l'inflammation, considérée en elle-même et dans ses suites, est un état morbide toujours identique, soit qu'elle dépende du froid ou du chaud, soit qu'elle résulte immédiatement de l'action excitante des stimulus excessifs, soit enfin que des substances irritantes ou des lésions mécaniques la déterminent, par l'intermédiaire de l'irritation ». (*Dell' inflammazione e della febbre continua: considerazioni patologico-pratiche di* G. Tommasini. Pise, 1820, *in-*8º. — Trad. en franç. par J. T. L. Paris, 1821, *in-*8°.) On s'étonne de ce que ces argumens n'ont point porté la conviction dans l'esprit de tous les compatriotes de M. Tommasini.

(Note des trad.)

fluide nerveux, au moyen duquel les contractions sont excitées, exercent une action différente et particulière sur le mécanisme du *sensorium*. Tous les nerfs, se trouvant liés par cette action, deviennent inhabiles à l'exercice de leurs fonctions. Ils ne peuvent plus transmettre l'influence nerveuse sous cette forme particulière (1) qui maintient dans tous les organes le ton, la force et la vigueur, et entretient spécialement dans le cœur cette énergie qui constitue la juste et convenable excitabilité nécessaire à la circulation normale du sang. Par conséquent, la vigueur naturelle à tous les organes diminue ; leurs fonctions sont troublées et perverties, il y a abattement général, l'action du cœur languit, et l'excitabilité s'accumule ; en un mot, on voit se manifester, dans le système nerveux et dans les organes qui en dépendent, à peu près les mêmes modifications que nous avons dit être produites par l'action débilitante, mais passagère, du froid, et par l'action plus permanente des principes contagieux. L'excitabilité cardiaque était ainsi accumulée, le sang agit avec plus de force, et produit l'excitement fébrile qui, par conséquent, se trouve être dû à la perversion, à l'insuffisance de l'action de tous les nerfs destinés à maintenir le ton, la vigueur, l'énergie, tant dans le cœur que dans les autres parties du corps.

____

(1) Voyez la note relative au fluide nerveux, paragraphes 116 et 117. *Anatom. physiol. de nervis.*

87. La fièvre qui reconnaît pour cause occasionnelle des puissances irritantes, et qui a été nommée *état, cordition, diathèse irritative,* est donc également une espèce de *névrosthénie* qui résulte d'une complication de la débilité, langueur ou perturbation du système nerveux, avec un surexcitement cardiaque. Et voilà de quelle manière les causes irritantes (1) occasionnent des fièvres intermittentes peu différentes souvent, pour la forme, de celles qui sont occasionnées par l'action des principes miasmatiques (2). De là on peut comprendre par quels motifs et d'après quels raisonnemens, des auteurs célèbres (3) ont été conduits à accorder aux miasmes, et plus encore aux principes contagieux, une action irritante dont je m'occupe-

---

(1) Dumas, sur la nature et le traitement des fièvres rémittentes qui compliquent les grandes plaies. Giannini, *loc. cit.* tome I, page 109.

(2) Jusqu'ici aucun fait ne nous apprend de quelle manière les miasmes attaquent le système nerveux; on ne sait s'ils passent par les voies de la respiration, ou s'ils agissent sur les nerfs de l'odorat, de l'estomac, ni comment ils se comportent; mais il est certain qu'ils donnent lieu à des symptômes de débilité. Comme l'action des puissances irritantes porte le trouble et le désordre dans la force nerveuse, il doit en résulter pareillement de la débilité et de la langueur.

(3) Brera, *Leziani medico-pratiche dei contagi,* etc. tome I, ch. 4.

rai plus au long quand je parlerai de la nature des contre-stimulans et des irritans. Il me paraît qu'une preuve très claire de tout ce qui a été avancé à cet égard, nous est fournie par la fièvre puerpérale, si souvent mortelle, précisément parce qu'elle reconnaît pour cause un grand nombre de puissances irritantes, qui sont les incommodités de la grossesse, les douleurs, les spasmes de la parturition, les inquiétudes, l'anxiété et la crainte qu'elle produit. Toutes ces causes, en effet, sont susceptibles de déranger et de pervertir au plus haut degré l'influence nerveuse normale, d'où résultent la grande mobilité des femmes en couches, et ensuite le surexcitement cardiaque, si désordonné, si irrégulier, qui constitue cette espèce de fièvre.

88. Ces considérations serviront plus tard à élucider plusieurs points de doctrine concernant diverses particularités que les maladies causées par des puissances irritantes offrent dans leur cours. Ces particularités tiennent à la nature même des principes; car on sait très bien que les maladies en question présentent de grandes différences suivant qu'elles dépendent des principes de la variole, de la scarlatine, de la rougeole, ou autres semblables. On doit en dire autant des irritans, qui sont en outre cause de symptômes très différens, selon qu'ils lèsent des parties plus ou moins sensibles, ou de structure différente.

89. Si l'on veut mieux développer et bien con-

cevoir la doctrine de l'irritation, outre la connaissance de la nature des principes et des causes qui attaquent et troublent l'excitabilité, il faut réfléchir encore à la manière dont ils sont tous portés au siége de cette faculté. Plusieurs puissances irritatives agissent sur les extrémités des nerfs; d'autres, étant absorbées par les vaisseaux inhalans, et portées avec le sang au *sensorium*, doivent exercer sur lui des impressions particulières. Nous trouvons la preuve manifeste de cette proposition dans la manière d'agir de diverses substances, mais principalement de l'émétique, comme l'ont démontré des expériences nombreuses et faites avec soin. (1)

90. Il a toujours paru fort extraordinaire aux physiologistes que le tartrate antimonié de potasse ne fît aucune impression sur la conjonctive, membrane douée d'une sensibilité si exquise, tandis qu'il dérange avec tant de facilité l'action de l'estomac, qui supporte et appète des substances irritantes dont l'action produirait infailliblement une prompte inflammation de l'œil, et même d'autres parties moins sensibles que cet organe. En outre, les expériences de M. Magendie prouvent que l'émétique, injecté dans les veines, produit le vomissement de la même manière que s'il était reçu

----

(1) Magendie, *Mémoire concernant l'influence de l'émétique sur l'homme et les animaux.* — Orfila, *Traité des poisons.*

dans l'estomac. Par conséquent, ce médicament produit son effet par deux voies différentes, tout comme le font d'autres puissances irritantes. Mais je me suis assuré, par des expériences faites sur des animaux, et vérifiées ensuite sur l'homme, que ce médicament introduit à grande dose dans l'intestin rectum, sous forme de lavement, n'occasionne ni nausées ni vomissemens (1); ayant même introduit des doses assez fortes de tartre stibié ou d'ipécacuanha dans le jéjunum et dans l'iléon de quelques animaux, je n'ai vu aucun effort de vomissement se manifester. Ces résultats sont aussi confirmés par l'emploi de l'émétique à l'extérieur: on sait, en effet, qu'appliqué sur la région épigastrique, ce sel y fait naître un grand nombre de pustules, sans jamais déranger l'action de l'estomac.

Si on ajoute à ce qui vient d'être dit sur la manière d'agir de ce médicament héroïque, diverses expériences prouvant qu'il n'occasionne pas le vomissement quand on a coupé les nerfs pneumogas-

---

(1) M. Magendie a vu le vomissement survenir à la suite de l'introduction de l'émétique dans l'intestin rectum. Cette diversité de résultats peut dépendre de la dose; lorsqu'elle est forte, le médicament peut être absorbé; et, dans ce cas, le vomissement est provoqué de la même manière que si l'émétique avait été introduit dans les veines. Je n'ai observé aucun effet d'une demi-drachme d'émétique et de deux drachmes d'ipécacuanha, administrées comme il vient d'être dit.

triques, il sera facile de voir qu'il attaque principalement les extrémités des nerfs par lesquels l'impression reçue est transmise au *sensorium*, et que, comme il ne se trouve pas de tels nerfs dans les intestins grêles ni dans les gros, bien que ces parties soient formées dés mêmes élémens organiques dont est composé l'estomac, les mêmes effets ne peuvent y avoir lieu. Cette observation, dans le même temps qu'elle démontre combien la diversité de structure contribue à modifier l'action des différens agens, prouve aussi que l'émétique étend la sienne jusqu'au *sensorium*, soit qu'il y parvienne directement, mêlé avec le sang, soit qu'il agisse par une voie indirecte, en produisant des impressions particulières sur certains nerfs qui semblent destinés à des fonctions semblables.

91. En réfléchissant à la manière d'agir de divers principes et de diverses substances sur des parties de structure différente, il devient plus facile de réduire les distinctions qui ont été faites à un seul principe, à une seule cause, et à un effet de même nature. Les puissances excitantes, et les irritantes, qui ne parviennent pas au cœur unies avec le sang, mais qui agissent sur les extrémités des nerfs, produisent toutes des effets qui sont transmis au *sensorium* de la même manière. La structure du point central de tout le système nerveux étant entièrement inconnue, il est impossible d'expliquer quel est l'effet mécanique qu'elles y produisent, mais il

est évident que toutes ne donnent point lieu aux mêmes phénomènes. En effet, quelques unes, qui sont excitantes, produisent l'excitement névro-musculaire, tandis que d'autres font que la force nerveuse n'est plus transmise avec la même régularité de l'encéphale à tous les organes, dont les fonctions se trouvent ainsi perverties. Ceci me conduirait à expliquer l'action des stimulans excitans, et des stimulans *insolites* et *disharmoniques* (*incongrui e disaffini*), principalement propres à réveiller l'état d'irritation (1); mais comme je traiterai à part des puissances irritantes, il sera plus à propos de m'occuper alors des différences qui existent entre les uns et les autres. De tout ce qui précède on peut inférer que si plusieurs puissances parviennent jusqu'au siège de l'excitabilité nerveuse, sur laquelle même elles exercent leur action, elles ne produisent pas toutefois un véritable excitement névro-musculaire ou cérébral : elles donnent lieu seulement à des modifications particulières , en vertu desquelles l'excitabilité de tous les organes et ensuite celle du cœur venant à s'accumuler, il se manifeste consécutivement, dans ce dernier viscère, un véritable surexcitement qui redouble l'action stimulante du sang, et constitue la réaction ou le mouvement fébrile.

92. J'ajouterai enfin, pour éclaircir davantage

______

(1) Rubini, L. c.

ce point tant contesté de la doctrine de l'irritation, que la manière dont s'en manifestent les phénomènes a donné lieu à beaucoup de controverses : les uns prétendent qu'on doit absolument distinguer l'irritation de l'excitement, les autres pensent que ce sont deux choses tellement identiques qu'on ne peut en aucune manière les considérer séparément. (1)

Ces discussions proviennent uniquement de l'ignorance où nous sommes de la structure des différentes parties qui concourent à la production de l'excitement naturel, quel qu'il soit, et de l'irritation. C'est pourquoi il sera plus facile de résoudre le problème, si on examine le mécanisme de la fièvre d'irritation, et si l'on met en parallèle les élémens de cette maladie avec ceux des autres fièvres. Les élémens des affections fébriles accompagnées de la diathèse appelée *irritative*, sont l'*impression* faite sur l'extrémité des nerfs par les causes irritantes; le *transport* de cette impression le long des nerfs, jusqu'au sensorium, transport qui consiste en un mouvement moléculaire nerveux; le *trouble* et le *dérangement* du *sensorium*, d'où résultent la *langueur* et l'*insuffisance* de la force nerveuse, cause de l'*accumulation* de l'excitabilité dans tous les organes, et principalement dans le cœur, qui occasionne elle-même le *surexcite-*

____

(1) Fanzago, *Discorso sull'azione irritativa.*

ment cardiaque. En conséquence, si on fait attention à la manière dont sont produites les affections fébriles qui résultent de l'action du froid, par exemple, ou d'autres causes passagères, il est bien évident qu'il y manque l'impression faite par la cause irritante, et sa propagation au *sensorium*, tandis que le dérangement et le trouble de celui-ci, l'insuffisance de la force nerveuse, l'accumulation de l'excitabilité et le surexcitement cardiaque, se succèdent et se développent, à peu près de la même manière, dans les unes comme dans les autres. Or, comme dans les affections irritatives ces quatre élémens sont entretenus par des causes qui agissent d'une manière particulière, il n'est pas étonnant que de tout temps on ait reconnu que ces affections sont produites et modifiées par la cause morbifique, et que les modernes les aient ensuite prises en considération d'une manière spéciale, afin d'en pouvoir mieux diriger le traitement.

93. Concluons que le mouvement fébrile qui se développe sous l'influence des puissances irritatives, ne diffère réellement pas, quant à la manière dont il est produit, de la fièvre qui se manifeste par l'action des autres causes, et que, dans un cas comme dans l'autre, l'affection se réduit toujours à un *surexcitement cardiaque.* La puissance irritante exerçant une influence continue, on peut dire que, dans ce cas, il existe un état morbide,

on, si l'on veut, une *diathèse* un peu différente, à laquelle on a donné pour cette raison l'épithète d'*irritative*. Mais on doit encore faire attention que peut-être il n'est pas de cause morbifique qui ne modifie diversement les états morbides auxquels elle donne naissance, et c'est en partie de là que résultent les variétés infinies qu'on observe dans des maladies qui sont essentiellement de même nature.

94. D'après ces principes, déduits de la structure des parties, de leurs fonctions, autant qu'elles nous sont connues, des phénomènes et des états morbides auxquels elles donnent lieu, il sera facile de mettre un terme aux discussions élevées entre deux savans professeurs qui ont discuté avec tant de profondeur la question de savoir si l'excitement de Brown et l'irritation ne sont qu'une seule et même chose, ou si l'on doit en considérer les phénomènes tout-à-fait isolément les uns des autres. Pour jeter un peu plus de jour sur ce point, j'ajouterai que M. Fanzago prétend que l'irritation a lieu par le moyen du *consensus*, des sympathies, ce qui exige quelques explications ultérieures ; car, si par *consensus* ou *sympathie*, on veut entendre cet accord général, cette harmonie qu'on observe entre toutes les fonctions dépendantes du point central dans lequel conspirent, agissent et réagissent les origines entrelacées de tous les nerfs, cet entrelacement est tout simplement le siége de l'exci-

tabilité nerveuse, et alors la chose a lieu comme il vient d'être dit. Mais si on aimait mieux croire que l'irritation et les phénomènes qui l'accompagnent dépendent de ce *consensus* ou de ces sympathies, entretenus et favorisés par les anastomoses des filets nerveux ou par la continuité des tissus, il est certain qu'une telle opinion, comme je l'ai indiqué ailleurs (1), s'éloignerait trop de la vérité, et qu'il serait facile de se plonger ainsi dans une confusion qui ne permettrait plus d'expliquer toutes les altérations dépendantes des puissances irritantes.

95. Ce serait une omission impardonnable si, parlant de la doctrine de l'irritation, telle que l'enseignent les professeurs italiens qui viennent d'être cités, je passais sous silence les éloges dus à l'un des pathologistes les plus renommés de la France, qui, marchant sur leurs traces (2), a contribué lui-même par ses réflexions judicieuses et par ses observations au perfectionnement de beaucoup de points de la doctrine de l'irritation.

---

(1) *Anat. physiol. de nervis*, page 48.

(2) Nous ignorons si M. Broussais est parti des travaux des Italiens pour arriver à la doctrine qu'il professe, et qui présente des traits si caractéristiques ; mais l'impartialité nous fait un devoir de consigner ici ce qu'il a dit à cet égard : « Ce que je revendique en faveur de la France, c'est l'étude des phénomènes de l'irritation dans les différens tissus des corps vivans, considérés dans leurs rapports avec les agens extérieurs et dans leurs rapports entre

Nous avons dit qu'entre les causes qui peuvent le plus facilement provoquer la diathèse ou *condition* irritative, les médecins italiens ont principalement rangé les vers intestinaux, les corps étrangers, diverses sortes de lésions, les douleurs vives et les inflammations. M. Broussais ayant pris spécialement cette dernière cause en considération, en a tellement étendu l'influence, qu'il est arrivé à produire dans l'enseignement de la médecine un changement remarquable, qui surprend les jeunes

---

eux.... Nous avons suivi, le professeur Tommasini et moi, chacun une route différente. L'illustre professeur de Bologne, ayant d'abord constaté la présence de l'inflammation dans la fièvre jaune, la reconnut ensuite dans plusieurs autres affections analogues, et proclama l'utilité du traitement antiphlogistique ; mais il n'assigna pas à cette inflammation son véritable siége, il laissa encore subsister des typhus asthéniques, et ne toucha presque pas aux affections chroniques ; c'est ce que prouve son *Traité de la fièvre jaune d'Amérique*. Je commençai mes observations par les maladies chroniques, sans avoir aucune idée de son ouvrage, qui m'aurait été alors d'une grande utilité. Ayant reconnu l'inflammation dans plusieurs d'entre elles, où il ne la voyait pas encore à cette époque (1808), je ne tardai pas à m'assurer qu'elle existait également dans les fièvres dites essentielles, et j'arrivai au point par où il avait commencé. Comme son excellent traité m'était connu à cette époque (1816), je ne manquai pas de m'appuyer de son témoignage, ainsi qu'on peut s'en convaincre par la lecture de mon premier Examen. A son tour le savant Italien profita de mes observations,

médecins instruits à l'école de l'empirisme (1), et
non accoutumés à voir traiter les maladies d'après
les indications déduites de leurs causes et des
lésions de la partie malade, ce qui constitue la médecine rationnelle. (2)

---

et, ayant appliqué sa doctrine des maladies aiguës aux
maladies chroniques, il a fini par se trouver d'accord
avec moi sur le caractère inflammatoire de la plupart
des maladies. Néanmoins, cette différence existe encore
entre nous, que le docteur Tommasini traite de la pathologie d'une manière abstraite et générale, s'occupant
toujours d'un seul phénomène, l'inflammation, tandis
que j'étudie l'irritation et ses nuances multipliées dans
les différens systèmes organiques de Bichat, etc. » (*Journal universel des Sciences médicales*, t. XXIV, p. 319.)

D'après cette citation, on peut juger que M. Rolando
a bien vu le vice radical de la doctrine italienne et la nécessité d'en rattacher les principes à chacun des organes
dans lesquels se manifestent les phénomènes des maladies.
C'est surtout sous ce point de vue que nous avons jugé que
son ouvrage méritait d'être accueilli de nos compatriotes.

(*Note des trad.*)

(1) Journ. compl. du *Diction. des Sciences médic.*,
tome II, page 44.

(2) La découverte et l'application de ce principe, qui
fait aujourd'hui le base de la médecine française, appartiennent exclusivement à notre nation, et remon-
tent jusqu'à Bordeu. Les Italiens, qui paraissent commencer à en sentir l'importance, y demeurent-ils toujours fidèles au lit du malade? Ce qu'il y a de certain,
c'est qu'ils s'en écartent à chaque instant dans leurs controverses théoriques. (*Note des trad.*)

(164)

96. Fort de ses observations pathologiques, le judicieux auteur français (1) a établi que toutes les fièvres gastriques, bilieuses, putrides, muqueuses, adynamiques, ataxiques, le typhus, la fièvre jaune et la peste, tirent constamment leur origine d'une inflammation du canal digestif. Voulant ensuite faire marcher de front la physiologie et la pathologie, il invoque à son appui les observations des physiologistes célèbres qui, dans tous les temps, ont observé que l'état, soit de plénitude, soit de vacuité, de l'estomac, exerce sur le système nerveux une influence bien décidée, manifeste surtout après un repas trop copieux, et d'où résulte une surexcitation de l'estomac, qui se propage au cerveau, et de là à tout le système nerveux. De cette légère affection, s'élevant jusqu'à la véritable inflammation, il trouve constamment dans le tube digestif la cause suffisante de chacune des maladies que nous venons de citer. Afin de rendre raison de la manière dont une affection locale acquiert la forme d'une maladie incurable, cet estimable auteur se sert avec beaucoup d'avantage de la disposition et des propriétés des nerfs, et il part de là pour affirmer que l'irritation, en se portant au cerveau, est réfléchie sur tout l'arbre sensitif (2), d'où naissent la réaction et le développement de la fièvre (85, 86).

____

(1) *Examen de la Doctrine médicale.—Dictionn. des Sc. médic.*, t. XXVI, p. 94 et 130; tom. XXVII, p. 485.
(2) *Examen de la Doct. médic.* p. 439.

97. M. Broussais déduit de ce qui précède, que toutes les causes, mais principalement les principes miasmatiques et contagieux, agissent sur les membranes muqueuses, et donnent lieu à une foule de fièvres dans lesquelles on n'a jamais pensé qu'il pût exister une *gastro-entérite*, de laquelle, comme il le dit, les fièvres intermittentes elles-mêmes ne sont pas exemptes (1). Cependant, les fièvres peuvent dépendre de lésions inflammatoires qui occupent les autres viscères, les diverses membranes, les vaisseaux, les os eux-mêmes, ou autres parties semblables.

Appuyé sur quelques faits bien authentiques, et uniquement préoccupé de ces faits, comme il arrive si souvent, M. Broussais a donné trop d'extension à sa pathogénie des fièvres, et en conséquence il a

---

(1) Bien qu'il soit prouvé que des lésions inflammatoires ont quelquefois donné lieu à des fièvres intermittentes, il n'en est pas moins impossible de concevoir comment les paroxysmes d'une tierce ou d'une quarte simple pourraient être entretenus par une phlegmasie si occulte que, pendant trente-six ou quarante-huit heures, elle ne donnât pas le moindre signe de son existence, et cela durant des mois, comme on l'observe bien souvent dans les fièvres de ce caractère. En outre, l'appétit, si fréquent dans l'apyrexie des tierces simples, et signe manifeste du bien-être du canal digestif, prouve suffisamment que ce dernier n'est le siége d'aucun vice ou d'aucune altération inflammatoire, comme on veut bien le supposer.

négligé une infinité d'autres causes (1) qui avaient déjà été prises en considération par les promoteurs de la diathèse irritative.

---

(1) De l'omission de tant de causes qui peuvent donner lieu à la fièvre, il est résulté que M. Broussais et ses partisans ont été contraints à nier l'existence de la *fièvre essentielle*, que tous les praticiens observent chaque jour si fréquemment. Il convient à cet égard de s'expliquer avec plus de clarté : c'est pourquoi je dirai que si l'estimable auteur français nie la fièvre essentielle, parce qu'il est persuadé qu'il ne peut exister de fièvre indépendante de quelque inflammation , certainement il se trompe beaucoup, puisqu'on ne voit que trop souvent se développer des fièvres qui sont évidemment produites et entretenues par un grand nombre d'autres causes. Si M. Broussais prétendait seulement nier la possibilité de l'existence d'une fièvre indépendante d'une cause locale quelconque apte à produire une impression , un dérangement , ou tout autre effet semblable (70, 71, 91, 92), alors on pourrait facilement tomber d'accord avec lui. Il est de fait que les vers intestinaux , les saburres du canal intestinal , ne produisent pas l'inflammation, mais font, sur les extrémités des nerfs , une forte impression d'où résultent les effets déjà décrits (70, 71, 91, 92), qui donnent lieu à la réaction fébrile. Ceci explique pourquoi les enfans , étant plus sensibles et plus excitables, sont plus facilement affectés de fièvres par l'action de ces causes, qui ne produiraient aucun effet sur un homme fort et robuste.

On peut établir que les inflammations locales , les vers, les saburres intestinales et autres semblables, comme aussi les principes contagieux et miasmatiques , ou les affections morales , sont autant de causes qui toutes, directement ou

Il existe beaucoup d'affections fébriles dont l'origine s'explique avec la même facilité en supposant des causes débilitantes , et alors on n'est pas embarrassé pour rendre raison du mode d'action des remèdes qui les combattent avec le plus de succès. Une preuve frappante de ce que j'avance nous est fournie par les fièvres intermittentes dues à l'influence des miasmes des marais : ces miasmes, introduits par les différentes voies connues, attaquent le système nerveux de telle manière qu'il en résulte les états morbides (86, 87) qui donnent ensuite lieu au surexcitement cardiaque. En effet, si, pendant l'apyrexie, qui dure assez long-temps dans quelques fièvres intermittentes , il existe un foyer caché, une phlogose invisible, insensible, occulte, comment l'action des corroborans, et principalement du quinquina , pourrait-elle jamais di-

---

indirectement, par l'intermédiaire des nerfs, produisent un dérangement dans le *sensorium*, le défaut d'action nerveuse, la faiblesse, l'abattement, l'accumulation de l'excitabilité, d'où naît ensuite la réaction fébrile. On doit conclure de là qu'il n'existe certainement point de fièvres sans cause, mais que, dans un grand nombre de ces maladies, la cause est toute autre que la phlogose ou l'inflammation ; or , ce sont là les fièvres qu'on peut appeler *essentielles*, et qui , ainsi que les autres, sont produites par un accroissement de stimulus (74). (*)

(*) Voyez les *Réflexions sur la nouvelle Doctrine médicale*, que l'un de nous a insérées dans le *Journal universel des Sciences médicales*, tomes **VII** et suiv. (*Note des trad.*)

minuer et faire cesser l'état de débilité nerveuse qui empêche nécessairement la réaction fébrile de s'établir? On pourrait objecter, que dans certaines circonstances, comme dans les cas rapportés par Dumas et par Giannini, l'inflammation est évidemment la cause des fièvres intermittentes (87). Voilà comment il arrive que souvent on s'éloigne du sentier de la vérité, bien qu'on se croie guidé par des faits certains et positifs, uniquement parce que ces faits n'ont pas été soumis à une analyse rigoureuse. Qu'on étudie le caractère de cette dernière cause, de nature vraiment sthénique, qu'on en examine la manière d'agir, qu'on pense enfin aux changemens et aux états morbides consécutifs qui se développent dans les nerfs, ainsi que dans leur centre commun, c'est-à-dire le *sensorium*, et qui se propagent jusqu'au cœur, on verra que les grandes plaies, les affections de l'urètre, et les autres lésions semblables, n'occasionnent pas la fièvre par leur nature sthénique, mais bien par l'impression *insolite et disharmonique*, désagréable et douloureuse, qu'elles exercent sur les extrémités des nerfs. La douleur, qui est considérée comme déprimante ou contre-stimulante, peut produire les mêmes effets; les inflammations peuvent aussi, dans certaines occasions, déterminer le trisme des mâchoires, le tétanos et autres maladies spasmodiques analogues qui, dans des circonstances différentes, proviennent de causes totalement étrangères à l'inflam-

mation. La même chose arrive par rapport à l'épilepsie qui dépend , comme ces affections , de
fortes impressions exercées sur les troncs nerveux.
Ainsi donc les affections sthéniques peuvent donner naissance aux maladies par faiblesse nerveuse :
fait très connu, mais auquel on ne donne pas assez
d'attention. Au contraire, des affections asthéniques deviennent, par débilité nerveuse , cause de
réaction hypersthénique (71). Enfin, en partant
de ces principes, on concevra comment toutes ces
affections peuvent être produites par des passions, et l'on se fera une idée de la manière dont
les fièvres intermittentes et les maladies spasmodiques ont été tantôt occasionnées, tantôt guéries
par des impressions de même nature ; ce que je ne
ne puis démontrer plus amplement, dans la crainte
de perdre de vue mon sujet.

Ce n'est ni la phlogose, par sa nature sthénique,
ni la douleur, ni les passions (par exemple, la peur
qui déprime, la colère qui excite), mais bien
l'impression que ces causes accidentelles exercent
sur les nerfs et le *sensorium*, qui est la cause occasionnelle de la débilité nerveuse d'où dépend la réaction fébrile (1). Par conséquent, les fièvres in-

---

(1) M. Bégin pose en principe que, chez tous les malades affectés de fièvre symptomatique, il existe une *irritation* des trois principaux organes ou centres de l'économie animale, savoir, le *système cérébral*, *l'estomac* et
le *cœur*, et que la lésion est tantôt *simultanée*, tantôt

termittentes qui succèdent aux grandes plaies, doivent être guéries par le quinquina, c'est-à-dire par un remède corroborant contre-indiqué dans les inflammations, puisqu'en faisant cesser la débilité nerveuse, il s'oppose à la réaction subséquente du

---

successive dans tous ces organes qui reçoivent les irradiations sympathiques l'un de l'autre, quoique les fièvres dépendent principalement des lésions de la membrane muqueuse digestive (*Principes genéraux de Physiologie pathologique.* Paris, 1821). De cette manière, on n'explique pas comment la fièvre résulte de la lésion *simultanée* ou *successive* de ces organes; on n'a pas non plus la filiation de tous les phénomènes qui constituent une affection *irritative*, c'est-à-dire qu'on ne démontre pas comment sont affectés les nerfs et le *sensorium* (non pas tout le *système cérébral*), et comment le dérangement de ce dernier s'étend jusqu'au cœur, d'où résulte la réaction fébrile. Cet enchaînement d'opérations morbides successives est ce qui constitue la doctrine de l'*irritation*, soit que l'on veuille avoir égard aux causes infinies qui peuvent exciter des impressions de cette nature, comme l'ont fait de tout temps les médecins qui ont acquis la réputation d'observateurs profonds, soit que l'on se borne à ne considérer que l'impression produite par la phlogose, comme le fait M. Broussais. Du reste, il convient de ne pas perdre de vue que les impressions faites par la phlogose, toutes les fois qu'elles donnent lieu à la réaction fébrile, se transmettent au *sensorium*, que l'affection occupe le cerveau, l'estomac, le cœur, ou tout autre organe quelconque pourvu d'un plus ou moins grand nombre de nerfs. (*Journal universel des Sciences médicales,* tomes XXI et XXII.)

cœur. Peut-être l'affection locale s'exaspérera-t-elle par l'usage de ce remède, mais elle prendrait un aspect plus mauvais, et s'aggraverait davantage encore, si une profonde débilité nerveuse et la réaction fébrile restaient unies. En pareil cas, la maladie, considérée dans son ensemble, serait composée, 1°. de la phlogose; 2°. de l'impression morbide; 3°. du transport de celle-ci au *sensorium*; 4°. du dérangement du *sensorium*; 5°. de la débilité nerveuse; 6°. de la réaction fébrile, ou du *surexcitement cardiaque*. Au moyen du quinquina on enlève tous ces élémens, et la maladie se réduit à son état primitif, c'est-à-dire à l'inflammation hypersthénique. (1)

98. Les partisans de la simplicité brownienne, qui ne peut s'accorder en aucune manière avec la structure compliquée du corps humain, me reprocheront, sans doute, que, par cette manière de raisonner, on tombe dans un abyme de subtilités métaphysiques. Mais il sera facile de démontrer que séparer les élémens dont les maladies se trouvent formées, c'est avoir égard à la structure compliquée du corps humain, et savoir en outre tirer

---

(1) L'écorce du Pérou, comme je le dirai en parlant des excitans, diminue l'excitabilité nerveuse, moléculaire ou organique, ou la sensibilité, puisque, bien que la phlogose ou toute autre cause irritante persiste, l'impression n'a plus lieu, ou bien elle est beaucoup moins forte, et que par conséquent il n'y a plus ni désordre dans le *sensorium*, ni débilité nerveuse, ni réaction.

parti des beaux travaux des Albinus, des Haller, des Neubaur, des Scarpa , des Sœmmerring, des Gall , des Spurzheim , et de tant d'autres savans anatomistes et physiologistes qui ont jeté une vive lumière sur les fonctions animales , par leurs observations et leurs nombreuses expériences. (1)

La chose se réduit en dernière analyse à démontrer que le vrai médecin ne doit pas se borner à établir une doctrine sur des connaissances physiologiques et pathologiques seulement, mais qu'il doit encore mettre à profit la structure admirable de tant de parties , et fonder les explications sur des faits anatomiques , afin de pouvoir mieux analyser les phénomènes que présentent les diverses fonctions dont les aberrations constituent les maladies. En procédant ainsi, il tirera le plus grand parti possible de l'anatomie, de la physiologie et de la pathologie, qui doivent seules le guider lorsqu'il veut acquérir des connaissances solides sur l'action encore si obscure de tant de remèdes qui produisent des effets différens, en raison de la structure des divers organes avec lesquels ils sont mis en relation.

––––––––––––––––––––––

(1) L'auteur aurait dû , pour être juste, ajouter ici les noms des physiologistes français , et ceux des physiologistes de l'Italie à l'école desquels il s'est formé lui-même. Le lecteur impartial s'étonne de ne retrouver ici qu'un seul nom italien au milieu de six noms allemands, dont un presque inconnu. (*Note des trad.*)

DEUXIÈME PARTIE.

CHAPITRE PREMIER.

Considérations générales.

99. DEPUIS les temps les plus reculés il a été observé, non seulement par les médecins, mais encore par le vulgaire, que, dans les trois règnes de la nature, il existe des substances qui, employées à l'intérieur ou à l'extérieur, ont la propriété de renforcer, de secouer et d'exciter, soit les divers organes, soit la machine entière, tandis que des effets presque diamétralement opposés sont produits par d'autres substances qui occasionnent de l'abattement, de la langueur, un défaut de force et une faiblesse universelle. Celles-ci ont été appelées *débilitantes*, et celles-là *corroborantes, excitantes*.

100. Il y a toujours eu des praticiens qui ont jugé prudent et utile d'avoir surtout égard à l'état des forces du malade dans les affections de nature douteuse et obscure. Il arrivait de là que le médecin pouvait facilement, et sans errer, prescrire, même à la première vue, les remèdes de nature di-

rectement opposée à l'état dominant de la maladie, et éviter tous ceux qui, bien qu'ils fussent propres à remplir d'autres indications, pouvaient accroître et favoriser la condition dynamique morbide. Quoique dans tous les livres de matière médicale on trouve des articles dans lesquels on traite séparément des stimulans, des corroborans et des débilitans, ce n'est cependant que depuis l'apparition de la doctrine de Brown qu'on a commencé à enseigner que tous les corps de la nature sont essentiellement pourvus de la seule propriété *stimulante*. Cette assertion n'ayant pas été trouvée conforme à l'observation journalière de plusieurs praticiens, et principalement du professeur Rasori, celui - ci a proposé dans la suite d'établir, sous le nom de *contre-stimulans*, une autre classe de médicamens, aptes à diminuer l'effet des puissances stimulantes, à calmer l'excitement, et auxquels on attribuait par conséquent une propriété *débilitante*.

101. Si l'on veut se faire une idée exacte des termes que nous venons d'indiquer, et par conséquent des propriétés des médicamens qu'ils désignent, et des puissances qui agissent de cette façon sur les corps vivans, il est indispensable d'expliquer d'abord quel sens on doit accorder aux mots *vigueur*, *force* et *faiblesse*, dont on fait un si fréquent emploi, et qui indiquent deux états si opposés, dans lesquels les organes du corps humain se trouvent fort souvent. Ces dénomina-

tions ayant été adoptées dans un temps où l'on était bien éloigné de connaître, comme à présent, la structure des différentes parties de l'animal, elles ne sont plus en rapport, par cela même, avec les connaissances que tant de recherches anatomiques et physiologiques ont procurées depuis. C'est pourquoi elles ne peuvent exprimer qu'imparfaitement les idées beaucoup plus précises et plus exactes que les médecins ont dû se faire des différens mouvemens et des fonctions qu'on observe dans l'économie animale. D'un autre côté celles-ci n'étant autre chose que des opérations qui le plus souvent s'exécutent par le moyen d'instrumens mécaniques assemblés d'une manière particulière, ou si l'on veut des excitemens tantôt réguliers, tantôt trop forts, tantôt languissans, tardifs et lents ou dérangés, il en résulte que, dans le premier cas, il y a état de santé, ou état normal, et dans l'autre, état de maladie caractérisé par des actions ou mouvemens tantôt trop forts, vifs et précipités, tantôt languissans, débiles et défaillans. Telle est l'origine de la division des maladies, en celles qui dépendent d'une augmentation de force, ou d'un accroissement de vigueur, et en celles qui reconnaissent pour causes la faiblesse et la langueur. Ces deux états dynamiques du corps humain ont été récemment désignés sous les noms de *diathèses hypersthénique* et *hyposthénique*, principalement dans les circonstances où l'on observe une augmentation de l'excitement cardiaco-vasculaire.

102. Quoique les mouvemens de l'organisme puissent devenir plus forts et plus vifs de diverses manières, selon qu'ils proviennent d'un mécanisme plutôt que d'un autre, ou de causes différentes, on n'a pourtant pas jusqu'ici reconnu diverses espèces d'hypersthénie, tandis que Brown a établi qu'il existait deux sortes de débilité ou hyposthénie, savoir, une *directe* et l'autre *indirecte*. Quand on réfléchit aux divers états de l'organisme, avec lesquels tantôt l'une, tantôt l'autre espèce de débilité se trouve jointe, il est aisé de voir que ces diverses modifications de la force normale et naturelle du corps animal doivent être associées à une disposition ou condition particulière des élémens organiques. En effet, la *faiblesse directe* a été considérée comme propre et inhérente au premier temps de la vie; mais quelle est à cette époque la nature des substances qui composent l'organisme? Des lacis de vaisseaux très déliés, formés d'un tissu celluleux tendre et délicat, un cerveau, une moelle épinière et des nerfs composés d'albumine gélatineuse, des membranes, des muscles et d'autres parties ayant toutes l'aspect de simples mucosités, constituent l'embryon et le fœtus durant les premiers jours. D'après cela tous les mouvemens sont vifs et foibles, parce qu'ils dépendent d'une mobilité excessive, telle qu'elle doit être dans des substances aussi tendres et aussi excitables. Les fibres de toutes les autres parties du corps devenant

peu à peu plus résistantes et plus compactes, par l'apport continuel de divers élémens, elles perdent graduellement cette mollesse, cette flexibilité, cette délicatesse, d'où dépend l'extrême aptitude à se mouvoir sous l'influence des impressions les plus légères. En même temps elles acquièrent plus de consistance, de ténacité et de vigueur : et si la mobilité première diminue, cette diminution se trouve compensée par la force plus grande avec laquelle s'exécutent des mouvemens plus prononcés et des contractions plus fortes, résultats qui dépendent de la plus grande cohésion des élémens et des molécules. La nutrition augmentant continuellement la composition des élémens, par le dépôt de molécules propres à accroître la solidité, la résistance et la rigidité des membranes, des tuniques, des vaisseaux, de la pulpe nerveuse, il est clair, d'après ce que nous avons dit, que la mobilité diminue mécaniquement dans la même proportion, ce qui fait que tous les mouvemens languissent, que les contractions s'exécutent imparfaitement, que les sensations deviennent obtuses, enfin qu'on observe tous les signes de l'état désigné sous le nom de faiblesse *indirecte* et *sénile.*

103. Il est donc évident qu'il y a une époque où l'association des élémens, la composition des parties et la position des molécules se trouvent plus que jamais favorables pour obtenir les effets les plus

marqués et les plus forts. C'est dans de pareilles circonstances qu'on observe l'état de *vigueur*, dont les limites sont la faiblesse directe et la faiblesse in-directe. Ces conditions de l'organisme avaient été remarquées par plusieurs observateurs, mais jamais elles n'avaient été désignées par des dénomina-tions spécifiques, comme l'a fait Brown, qui ne s'est point arrêté à en expliquer l'essence, ce qui peut principalement contribuer à faire connaître la for-mation des maladies, et trouver les moyens les plus convenables pour en procurer la guérison.

104. Cependant de profonds penseurs ne tar-dèrent pas à s'apercevoir que l'état de débilité in-directe pouvait dépendre de diverses circon-stances. C'est pourquoi, à la suite des réflexions de Monteggia, M. Franceschi distingua la débilité indirecte, en débilité par *fatigue*, par *assuétude* et par *épuisement*, à quoi on pourrait ajouter la débilité *sénile*, probablement comprise dans cette dernière catégorie. En partant de là, il ne me paraît pas impossible d'expliquer quelle est la condition organique des parties dans les divers états du corps animal connus sous les noms de fatigue, d'*assuétude* et d'épuisement. Il me semble que la sensation incommode et pénible de fatigue, qui rend la fibre moins sensible à l'action des stimu-lans, dépend du défaut de fluide nerveux, lequel, se portant *sous une forme particulière* à tous les or-ganes, y entretient les propriétés vitales, ou, pour

mieux dire, la mobilité spéciale, qui dépend de la juste position des molécules. Dans cet état, la fibre musculaire est moins irritable, et elle ne se contracte plus aussi promptement sous l'influence du fluide nerveux qui parvient aux muscles *sous forme irritante*. Cet état dans lequel se trouvent quelquefois certains organes, et qui a reçu le nom d'habitude et d'*assuétude*, peut, à ce qu'il me paraît, dépendre tantôt d'une condensation excessive des molécules, produite par l'abus des liqueurs spiritueuses, des astringens et d'autres substances analogues, ou par la rigidité qui caractérise l'âge avancé : tantôt aussi de modifications particulières, mais peu connues, du *sensorium*, sans parler des altérations qui peuvent survenir dans la structure des nerfs. Enfin il me semble que l'épuisement pourrait être rapporté à l'état de lassitude, puisque l'un et l'autre dépendant de l'insuffisance du fluide nerveux, il en résulte que si ce dernier recommence à s'accumuler, on voit renaître la vigueur naturelle et primitive.

105. Ces raisonnemens démontrent assez clairement les connexions et les rapports qui doivent nécessairement exister entre les états reconnus de débilité et de force, et les molécules, les fibres et les organes, dont les opérations ne sont que des signes ou des symptômes. En conséquence, partant de principes aussi positifs, on pourra expliquer d'une manière plus satisfaisante l'action de cer-

taines substances désignées sous le nom de remèdes *stimulans* et *débilitans*. Ces noms, autant qu'on en peut juger, ont été suggérés par la nécessité d'exprimer des modifications et des phénomènes dont on ne concevait pas bien l'origine et la nature. On peut donc dire que les médecins se sont trouvés dans les mêmes circonstances que celles où furent placés les premiers botanistes, qui divisèrent tous les végetaux en deux grandes classes, savoir les arbres et les herbes. Ces derniers, s'apercevant bientôt qu'il existait des plantes qu'on ne pouvait rapporter ni à l'une ni à l'autre de ces divisions, furent obligés de créer la classe des arbustes : enfin les progrès de la science leur firent apercevoir que des coupes si simples et si commodes devenaient insuffisantes, et ils dûrent, par conséquent, établir des méthodes, des systèmes plus compliqués, tels que ceux de Jussieu et de Linné. Maintenant, que dirait-on si les botanistes prétendaient connaître et distinguer, à l'aide seulement de deux ou trois divisions primaires, assez naturelles d'ailleurs, les caractères de tous les genres et de toutes les espèces de végétaux connus? Je pense donc que les médecins ne doivent pas rejeter une division si commode, si facile et si naturelle, des maladies, que celle au moyen de laquelle on peut, à la première inspection, distinguer les maladies dépendantes d'un excès de vigueur ou de faiblesse (1), et partager

______

(1) Le mot *faiblesse*, dit le professeur Rasori, p. 229

par conséquent les remèdes en stimulans et en débilitans ; car cette division est fort utile dans beaucoup de cas douteux et obscurs, où le médecin doit
principalement avoir égard aux forces du malade.
Mais il est important d'avertir que cette facilité,
nécessaire dans quelques circonstances, ne saurait
dispenser de connaître le véritable état de l'organisme, et d'étudier à fond les altérations et modifications qui constituent les diverses maladies. Il
faut en outre chercher quels effets mécaniques ou
chimiques l'application des substances médicamenteuses produit dans les diverses parties du corps.
En suivant cette marche, on arrivera plus sûrement à concevoir par quel motif et en vertu de
quel mode particulier d'action ces substances
doivent être nommées tantôt stimulantes, tantôt
débilitantes, tantôt enfin irritantes.

106. L'obscurité qui règne sur la véritable manière d'agir de presque toutes les substances médicamenteuses, l'empirisme qui seul a présidé jusqu'aujourd'hui à la recherche de leurs propriétés,
et le défaut d'observations propres à faire connaître
les modifications qui surviennent dans les fibres,

---

du tome II de sa traduction de la *Zoonomie* de Darwin ,
est assurément un pivot *sur lequel roulent de nombreuses
et graves erreurs de la science et de l'art....* Il convien-
dra d'y remédier en y substituant un langage plus approprié au véritable caractère et non à l'apparence des faits.

dans les tissus et dans les organes, par l'effet de leur application, telles sont les causes qui font que la partie la moins avancée de la médecine est la matière médicale. Je ne prétends pas donner des préceptes sur lesquels le médecin puisse s'appuyer, lorsqu'il s'agit de prescrire des remèdes au lit du malade; il ne doit pas, à cet égard, s'éloigner de ce que l'expérience enseigne de plus positif. Mais je désire seulement d'appeler son attention, par ces remarques, sur l'action des puissances aptes à produire des effets manifestes dans l'économie animale, afin que, tout en prenant pour guides son expérience particulière et celle de ses confrères, dans la prescription des remèdes, il ne néglige pas d'observer les modifications organiques qui en résultent. Par cette méthode, la thérapeutique deviendra de plus en plus rationnelle, et finira par former un corps complet de doctrine.

Il est évident qu'on ne peut arriver à ce résultat à moins de répandre la plus vive lumière sur une infinité d'autres phénomènes dont jusqu'ici on n'a pu se rendre compte, et qui se rencontrent dans un grand nombre de maladies. (1)

---

(1) Pour que la thérapeutique fasse des progrès réels, il ne suffit pas d'étudier attentivement les modifications que les agens pharmaceutiques déterminent dans les organes. Comme il n'existe point, pour ainsi dire, de médicamens simples dans la nature, ou, pour parler plus exacte-

CHAPITRE II.

Des puissances excitantes.

A. *De la Lumière.*

107. La lumière, ce fluide subtil qui embellit la nature entière, exerce une action stimulante sur tous les corps vivans. Les plantes qui croissent privées de sa bienfaisante influence, sont dénuées de saveur et décolorées. Les animaux et l'homme ne peuvent, sans souffrir, en supporter long-temps là privation : tous ceux qui ne s'exposent que peu ou point à son action, sont languissans, faibles et pâles ; au contraire, la vivacité, l'air de santé et la force caractérisent ceux qui ne redoutent pas l'ardeur du soleil. Il semble toutefois que la lumière n'agisse pas seulement en stimulant, mais qu'elle

---

ment, comme il ne s'en trouve pas un seul parmi les végétaux, qui nous fournissent un si grand nombre d'agens, il importe d'isoler le principe actif de chacun d'eux, de reconnaître quelle en est la nature, et de s'assurer des variations qu'il peut éprouver, dans sa quantité et ses qualités, aux diverses époques de la vie du végétal. Alors seulement il sera utile de noter son action sur des individus différens d'âges, de sexe, de constitution et de profession. Sur combien de substances médicamenteuses a-t-on jusqu'ici accompli ce travail important ? Disons-le hardiment ; tout est à refaire en matière médicale, et quoique nous possédions des milliers de volumes sur cette branche de la médecine, à peine même est-elle encore au berceau.

(*Note des trad.*)

(184)

possède en outre une action chimique, au moyen
de laquelle, pendant qu'elle se combine avec les élémens des corps vivans, elle concourt à la production des phénomènes qui viennent d'être indiqués.

B. Du Calorique.

108. C'est une opinion généralement répandue
que le calorique jouit d'une action stimulante, parce
qu'on a observé que, pendant les chaleurs excessives
de l'été, et dans les climats les plus chauds, l'homme
se sent moins vigoureux et moins robuste, et que
les animaux eux-mêmes sont beaucoup moins aptes
à supporter la fatigue. Cependant l'excès de froid
étant également nuisible à tous les corps vivans, il
en résulte que l'on devrait ne considérer comme
stimulant que la chaleur modérée des zones tem-
pérées. Mais tout cela ne suffit pas pour rendre
raison des divers phénomènes qu'offre ce principe
bienfaisant, qui paraît plus nécessaire que tout
autre à l'existence des corps vivans. Il convient en
outre de connaître sa manière d'agir, si l'on veut
concevoir l'influence qu'il exerce sur ces corps.

109. Il est généralement reconnu que le calorique jouit de la propriété de dilater tous les
corps, en s'introduisant entre les molécules dont
ils sont composés. Une des principales propriétés
vitales consiste en une disposition particulière de
ces mêmes molécules, qui, leur permettant de se
rapprocher facilement, fait qu'elles présentent le
phénomène de la contraction ou de l'excitement

moléculaire. On conçoit donc que le calorique, étant éminemment apte à maintenir et favoriser cet état des parties, il faut aussi le considérer comme un principe auquel les propriétés vitales sont étroitement liées. Par conséquent, l'excès et le défaut de cet agent peuvent également devenir nuisibles. Ces réflexions ne prouvent cependant pas que le calorique soit un véritable stimulant, puisque, par cette manière d'agir, il ne donne lieu à aucun excitement; mais elles démontrent que, comme il influe beaucoup sur l'excitabilité et sur la mobilité moléculaire, il doit être aussi considéré comme un élément de celle-ci (1). On conçoit, d'après cela, comment il est un des principaux agens qui contribuent à l'entretien de la vie et à l'exercice de toutes les fonctions. Cette propriété est encore mieux prouvée par

---

(1) On peut expliquer l'action du calorique sur les molécules des substances vivantes par les expériences faites sur les corps inorganiques. Les molécules de la résine, de la gomme copal, de la corne, du succin et de l'écaille prennent une disposition différente lorsqu'elles sont pénétrées de calorique; ce qui est encore démontré par l'exemple du verre, dont la portion échauffée devient apte à dépolariser la lumière, propriété qu'elle perd en se refroidissant. (*Journal de physique*, 1816, vol. 2, novembre). Ceci est également démontré par l'*électromoteur* de Schweigger (*Journal de physique*, 1811, vol. 2, novembre, page 417).

les expériences faites sur diverses espèces d'animaux, et qui expliquent avec la plus grande facilité quelques phénomènes en apparence extraordinaires. Il résulte de là que plusieurs vers intestinaux, tels que les ascarides, les lombrics, les strongles, les filaires, les échinorhynques et les hydatides, peu de temps après être sortis du corps d'un animal à sang chaud, se roidissent promptement, perdent toute espèce de mobilité, et deviennent insensibles à tout stimulus quelconque, lorsque le milieu dans lequel ils se trouvent, a une température fort inférieure à celle de la chaleur animale. Les actinies et divers autres animaux marins se réduisent à un état tout-à-fait semblable sous l'influence d'un froid artificiel. Tous ces êtres vivans se montrant insensibles aux stimulus les plus énergiques, tels que le fluide galvanique et l'électricité, il est bien évident que le défaut d'excitement dépend d'un défaut d'excitabilité, c'est-à dire de l'absence d'un des élémens nécessaires pour entretenir les molécules dans la position qui en favorise le rapprochement mutuel, lequel, à son tour, constitue l'excitement ou la contraction. En augmentant la température de l'eau dans laquelle les animaux doivent être plongés, ils ne tardent pas à sortir de cet état de torpeur, et reviennent à la vie, ainsi qu'on le reconnaît aux mouvemens qu'ils exécutent, et à l'efficacité des stimulans, circonstances qui démontrent que l'excitabilité s'est rétablie.

110. Si la quantité nécessaire de calorique manque aux substances animales, il arrive que, leurs molécules se rapprochant trop, tout rapprochement ultérieur devient impossible, c'est-à-dire qu'il ne peut plus y avoir d'excitement. Par la raison contraire, c'est-à-dire par l'excès de ce même principe, les molécules se trouvant trop éloignées, il arrive que, sous l'influence des stimulus, elles se rapprochent avec plus de peine, et que l'excitement est plus difficilement mis en jeu (1). Dans ces circonstances, il y a moins de cohésion, même un relâchement décidé, plus de lenteur dans tous les mouvemens, dans toutes les contractions, et par conséquent cette espèce de débilité que, sans beaucoup de fondement, Brown a nommée *indirecte*. On ne peut donc trouver de meilleur corroborant, pour remédier à cet état, que de soustraire le calorique surabondant, afin de ramener la position des molécules au point convenable : c'est ainsi que le froid devient fortifiant.

D'après tout cela, il est facile de juger quelles sont les circonstances dans lesquelles le calorique produit des effets qui permettent de le considérer comme un agent stimulant ou corroborant. Car

____

(1) Notez que l'excès du chaud et du froid détruit l'action de la pile galvanique, c'est-à-dire diminue le dégagement du fluide électrique (*Journal de physique*, 1816, tome II, page 415). La même chose arrive probablement pour le fluide nerveux.

bien qu'il n'agisse pas comme stimulant par lui-même, il n'en dispose pas moins les molécules de manière à leur faire acquérir le degré d'excitabilité le plus propre à produire de forts excitemens, qui accompagnent toujours le bien-être et la vigueur du corps entier. Au contraire, une forte soustraction de calorique étant la cause d'un froid intense, elle diminue l'excitabilité, produit la langueur, la débilité, la torpeur et l'inertie ; de sorte que tous les mouvemens venant à manquer, on peut en conclure avec raison que le froid est la puissance la plus débilitante.

111. Outre les effets que nous venons de rapporter, le calorique en produit d'autres qui dépendent non seulement de sa manière d'agir, mais encore de la structure des parties avec lesquelles il se trouve en contact. Ainsi, dans les animaux pourvus d'un système nerveux, il donne lieu à des phénomènes qu'on n'observe pas chez les êtres beaucoup plus simples. Quand il agit sur l'extrémité des nerfs, et principalement lorsqu'il est très concentré, il excite une *impression* que l'on peut appeler *spéciale*, et qui, étant subitement transportée au *sensorium*, par l'excitabilité moléculaire de ces mêmes nerfs, y fait naître la sensation du chaud. De même, tous les corps qui sont relativement plus froids, excitent aussi sur l'extrémité des nerfs une *impression spéciale* qui, transportée de la même manière à l'organe central

du système nerveux, occasionne la sensation du froid. Si donc l'impression provient, dans un cas comme dans l'autre, d'un passage subit du calorique au nerf, ou de celui-ci au corps froid, on conçoit comment il arrive que de semblables sensations se confondent bien souvent ensemble, et qu'on ne distingue pas au premier moment si l'impression est faite par un corps trop chaud ou par un corps trop froid. Il est bien clair que, dans ces circonstances, le calorique agit autrement que dans le cas précédent, et que ce fluide si pénétrant n'arrive pas matériellement jusqu'au *sensorium*, mais que l'*impression* qu'il fait sur l'extrémité du nerf, se propage seule jusqu'à son origine, où elle produit un excitement qui ne diffère pas, sous le rapport de sa manière d'agir, de celui qu'exerce un corps piquant, caustique, irritant, ou de toute autre nature semblable (1). Le calorique, outre

---

(1) Depuis long-temps je me suis attaché à donner raison des effets nombreux et variés que produit le calorique et de son action compliquée, comme on peut le voir dans mon ouvrage sur les conditions de la vie (1807). Plus tard des médecins très doctes ont agité ces questions, de manière qu'il n'y a plus de doute qu'une même substance ne puisse produire beaucoup d'effets différens. Voyez les *Considerazioni sopra l'azione di alcuni medicamenti* du professeur Carradori, dans le *Giornale di Parma*, tome XII, nº 1, et l'opuscule du docteur Guani, intitulé : *Del contro-stimulo e delle malattie irritative.* Gênes, 1819, page 50.

son action *physico-chimique*, en vertu de laquelle il influe sur l'excitabilité (19, 39) moléculaire, et doit être considéré tantôt comme corroborant, tantôt comme débilitant, possède donc aussi une propriété *excitante*, qui dépend de la structure particulière du système nerveux. Il résulte de là qu'on ne devrait donner le nom d'excitant qu'aux substances qui sont aptes à produire l'excitement, propriété qui ne saurait nullement leur être intrinsèque, mais qui dépend de l'organisation des parties avec lesquelles elles peuvent se trouver en relation ou en contact. Enfin l'impression faite par la chaleur ou par le froid pouvant être désagréable, incommode ou nuisible, il paraît que le calorique agit aussi comme stimulant *insolite* et *disharmonique*, c'est-à-dire à la manière des puissances *irritatives*. Ainsi, d'après les actions multipliées que cet agent, considéré comme corps simple, exerce sur les êtres vivans, on ne doit plus s'étonner si nos connaissances sont si peu avancées relativement à la vraie manière d'agir de tant de remèdes composés. Ceux-ci peuvent avoir des propriétés *intrinsèques*, et d'autres seulement *relatives* à la structure et à la disposition des différens élémens organiques des diverses parties avec lesquelles ils se trouvent en contact, chose que j'ai fait remarquer ailleurs, au sujet de l'émétique.

C. *Du Fluide électrique.*

113. (1) Le fluide électrique est certainement stimulant et excitant au plus haut degré ; mais comme il n'est pas, ainsi que le calorique, soumis à l'observation journalière, on ne peut encore déterminer quelle est sa manière d'agir dans toutes les circonstances. Ce fluide semble être un des principaux élémens de l'excitabilité moléculaire (18, 19, 41), celui même auquel on pourrait de préférence accorder le nom de *principe vital*, puisque, dans cette fonction, sa manière d'agir se rapproche beaucoup de celle du calorique, comme il résulte en partie des belles expériences de M. Dessaignes (2). Cet habile physicien ayant observé que l'action du fluide électrique ou galvanique avait des relations intimes avec la température, a soumis la pile voltaïque à divers degrés de chaleur, et il a constamment observé que l'action de cet appareil s'affaiblissait autant par un degré excessif de chaleur que par un froid très intense, et que la force électrique s'éteignait tout-à-fait à $+ 80°$ comme à $- 15°$ du thermomètre de

---

(1) Nous avons cru devoir supprimer le paragraphe 112 qui ne contient qu'une récrimination, sans intérêt pour nos compatriotes, contre la critique de quelques ouvrages antérieurs de M. Rolando, insérée dans les *Commentarii medici* de Padoue. (*Note des trad.*)

(2) *Journal de physique*, 1816, tome II, page 415.

Réaumur. Il est inutile d'insister sur l'analogie de ce résultat avec ce que nous avons dit des propriétés du calorique par rapport à l'excitabilité. (41)

114. On peut conclure de ces expériences et de l'application qu'il est facile d'en faire, que le fluide galvanique ou électrique n'agit pas en stimulant, mais bien comme partie intégrante, ou comme *élément*, de l'excitabilité (41), sa présence paraissant être nécessaire pour maintenir les molécules dans la position la plus favorable à l'exercice de cette propriété (1). Il semble qu'on peut rapporter à cette manière d'agir les excitations auxquelles sont sujets les animaux, lorsque l'état électrique de l'atmosphère vient à changer, et surtout à l'approche des tremblemens de terre.

Le fluide électrique se montre sans doute un puissant *stimulant* lorsqu'il agit sur les animaux sous forme positive ou négative, et il attaque en effet tellement tous les organes en un moment, qu'il étend son action sur l'excitabilité moléculaire non moins que sur l'excitabilité nerveuse. On connaît les terribles effets de la foudre, et ceux

---

(1) Davy a observé que les graines des végétaux, plongées dans l'eau pure, au pôle positif de la pile galvanique, germaient plus promptement que celles qui n'étaient soumises à aucune influence électrique, tandis qu'au contraire, placées sous l'influence du pôle négatif, elles ne donnaient pas le moindre indice d'une vraie germination.

que l'on peut obtenir à l'aide des grandes machines électriques, n'en diffèrent point; or, il est évident que des secousses aussi violentes dérangent le *sensorium* commun, et semblent détruire en un instant son action, ainsi que l'excitabilité nerveuse. Les fluides électrique et galvanique sont certainement les stimulans les plus aptes à exciter les contractions musculaires, puisque, après la mort, lorsque les muscles se montrent insensibles à tous les autres agens, ils provoquent encore pendant quelque temps des mouvemens dans ces organes, toutes les fois qu'on les tient en contact avec eux. Cette activité surprenante a fait considérer le fluide électrique, par beaucoup de médecins, comme un moyen très efficace dans une foule de maladies. Mais la manière dont on a coutume de l'employer faisant que son action consiste uniquement en une force stimulante, il est évident qu'on ne peut en obtenir aucun résultat vraiment utile dans les cas où il n'existe pas d'indication de stimuler, comme il arrive en effet bien souvent dans la paralysie causée par un défaut d'excitabilité musculaire, ou par tout autre vice organique, circonstances dans lesquelles il ne conviendrait pas d'administrer le fluide électrique ou galvanique sous forme excitante, mais bien sous la forme selon laquelle il concourt à la production et au maintien des différentes espèces d'excitabilité moléculaire.

D. *Du fluide nerveux.*

115. De tout temps les plus célèbres physiologistes ont cru apercevoir une grande analogie entre la force nerveuse qui excite les muscles à se contracter et le fluide électrique : c'est pourquoi, après avoir parlé de celui-ci, il serait à propos de traiter de l'action stimulante que cette force exerce dans l'économie animale. Je prévois qu'au premier aperçu on jugera qu'il est absurde de parler d'une force vitale comme si l'on traitait d'un médicament. Mais en réfléchissant que mon but principal est de démontrer ce qu'on doit entendre par puissance stimulante ou débilitante, et de faire voir que bien souvent une puissance quelconque agit de différentes manières, il ne sera pas inutile de s'occuper ici de la force nerveuse, et sous ce point de vue, d'autant plus que c'est certainement une chose très importante que de savoir en diriger les actes, afin de prévenir et de guérir, de concert avec d'autres remèdes, diverses sortes de maladies.

116. Si l'on veut acquérir des idées positives sur une matière aussi obscure, il est nécessaire de distinguer l'espèce d'action nerveuse (1) en vertu de laquelle les impressions reçues par les extrémités des nerfs sont transportées par eux au *sensorium ;* car un tel phénomène doit être rapporté à l'espèce

_____

(1) *Anat. physiol. de Nervis.*

(195)

d'*excitabilité moléculaire* (20) que j'ai désignée
sous le nom d'*excitabilité moléculaire nerveuse*.
C'est par une action bien différente de celle-là que
les nerfs deviennent aptes à entretenir dans toutes les
parties le ton, la vigueur et la mobilité, et qu'ils peuvent de plus exciter dans quelques unes des mouvemens visibles et des contractions spontanées. C'est
principalement à cause de ce phénomène surprenant qu'on a placé l'action nerveuse sous la dépendance d'un fluide pénétrant et éminemment subtil,
tel que le galvanique ou l'électrique, puisque, dans
nulle autre hypothèse, on ne pourrait rendre raison des effets de l'action nerveuse. Cette supposition a pris le caractère de la vérité depuis les nombreuses expériences consignées dans mon *Essai sur
la véritable structure du Cerveau*. Ces expériences
prouvent évidemment que la force nerveuse a son
siége dans le cervelet, car cet organe étant détruit, tous les muscles soumis à l'empire de la
volonté tombent en paralysie. Il y a d'ailleurs
une grande analogie entre la structure du cervelet
et la disposition des plaques de la pile voltaïque.
Cette analogie étant confirmée par la ressemblance
qu'on a découverte tant dans la structure que dans
l'action des organes électriques de quelques poissons avec le cervelet et avec l'électromoteur, il semble qu'on peut conclure avec fondement que la force
existante dans le cervelet est un fluide. Ce fluide
ayant de l'analogie avec le fluide galvanique, et

étant transmis par les nerfs, comme par autant de conducteurs parfaits, à toutes les parties, il doit être appelé *fluide* nerveux.

117. Mais si on réfléchit aux différentes conditions nécessaires pour obtenir des mouvemens de la part des divers organes musculaires , on verra de suite que le fluide nerveux n'agit pas seulement en qualité de stimulant. J'ai déjà dit que la mobilité des parties, et principalement celle de la fibre musculaire , dépend du fluide nerveux , qui , sous une forme particulière (que l'on peut comparer à la forme *positive* du fluide galvanique), pénètre le tissu, et y entretient cette propriété. Le même fluide nerveux transmis au muscle sous une autre forme (qu'on peut appeler *négative*), c'est-à-dire doué d'une puissance stimulante , produit l'excitement et les contractions. Par conséquent , si on considère l'action des divers organes, on verra que certains, comme le cœur , l'estomac et les intestins , ne reçoivent que des nerfs aptes au maintien de leur excitabilité (1) , tandis que les muscles de la loco-

---

(1) Le docteur Ormea , dans ses notes ajoutées à la traduction italienne des *Expériences faites sur le Système nerveux* par le docteur Wilson Philipps, pag. 12 et 118, a développé les différentes propriétés des nerfs , d'où l'on est autorisé à conclure que certains de ces organes peuvent être appelés *unipolaires*, et que d'autres, méritant le nom de *bipolaires*, sont aptes à maintenir l'excitabilité et à agir

motion en reçoivent d'autres qui non seulement y
entretiennent la mobilité, mais au besoin transmettent le fluide nerveux sous forme stimulante, et
servent ainsi à provoquer les contractions ou l'excitement. On peut ajouter, à l'appui de ce que
j'avance :

1°. Que tous les nerfs de la locomotion ont
deux origines distinctes, c'est-à-dire que les filets
dont ils sont composés viennent des faces anté-
rieure et postérieure de la moelle épinière;

2°. Que les nerfs de la cinquième paire et ceux
de la septième se distribuent aux muscles de la
face ;

3°. Enfin que c'est seulement des ganglions du
grand sympathique que proviennent les nerfs du
cœur et du tube intestinal, qui ne sont pas formés
de filets aussi distincts que ceux de la locomotion , chargés d'une double fonction.

L'action nerveuse, ou mieux le fluide nerveux, agit
donc de deux manières différentes, ce qui sert à
expliquer les phénomènes de faiblesse et de langueur qui se manifestent lorsque ce fluide vient à
n'être plus en quantité suffisante.

---

comme stimulus pour donner lieu à l'excitement. Cette
division rend plus manifeste encore l'analogie qui existe
entre le cervelet et la pile de Volta, entre les nerfs et les
conducteurs de diverses espèces.

(198)

118. Le gaz oxigène, principe spécialement apte
à l'entretien de la vie et de la combustion (1), a
été généralement considéré comme un très puissant
stimulant. Ce qui a surtout conduit à cette opinion,
c'est que les parties de la peau dont l'épiderme a été
enlevé ou divisé par un instrument vulnérant, s'irritent et s'enflamment par son contact. Il ne s'ensuit
pas toutefois que l'oxigène exerce une action stimulante sur le cœur, comme on l'a prétendu ; car
les contractions de ce viscère s'exécutent avec la
même énergie au ventricule gauche comme au
ventricule droit, bien que celui-ci soit continuellement irrité par un sang tout-à-fait privé d'oxigène, et même chargé d'un principe que l'on croit
doué d'une action entièrement opposée. (2)

Le gaz oxigène, en se combinant avec le sang
dans les poumons, semble n'exercer aucune action
particulière pendant qu'il parcourt les veines pul-

____

(1) Cette proposition est vraie pour la vie, mais fausse
pour la combustion ; et, pour nous borner à un seul exemple bien connu, nous citerons l'action réciproque du
chlore et du phosphore. (*Note des trad.*)

(2) Est-il bien certain que le sang se charge réellement
d'oxigène dans le poumon? Dans tous les cas, la différence entre les deux sangs, sous le rapport de la quantité
d'oxigène, ne pourrait être que relative.

(*Note des trad.*)

monaires, les cavités gauches du cœur, les gros
vaisseaux, et il n'éprouve aucune altération dans tout
ce trajet. Mais, arrivé aux vaisseaux capillaires, il se
sépare du sang, et se combine avec du carbone,
donnant ainsi naissance à de l'oxide de carbone, par
le moyen duquel le sang devient noir, et d'artériel
veineux. En même temps, il laisse de toutes parts
se dégager son calorique, qui se répand dans tout
l'organisme, et entretient la température de l'animal
chez lequel s'exécute cette opération chimique. (1)

---

(1) M. Rolando vient de publier, sous le titre de *Riflessioni e sperimenti tendenti allo scioglimento di alcune questioni riguardanti la respirazione e la calorificazione* (Réflexions et expériences tendant à résoudre quelques questions relatives à la respiration et à la calorification ; Turin, 1821, *in-8°*), un Mémoire dans lequel il réclame l'idée émise par M. Broussais dans le tome XII du *Journal universel des Sciences médicales*, et qui consiste à faire dépendre les phénomènes mécaniques de la respiration d'un besoin d'oxigène éprouvé par la membrane muqueuse bronchique, et senti par l'encéphale. Il ne nous appartient pas de décider cette question dont l'objet est purement personnel. Nous nous serions crus seulement obligés de combattre l'opinion de M. Rolando sur ce qu'on appelle les *phénomènes chimiques* de la respiration, si ce point important de doctrine, et tout ce qui concerne l'application de la chimie à la physiologie, n'avait été réduit à sa juste valeur par M. le docteur Coutanceau, dans sa *Révision des Doctrines chimico-physiologiques.* Paris, 1813, *in-8.* (*Note des trad.*)

119. En servant à ces diverses opérations, l'oxigène ne manifeste point de propriétés simulantes dans aucune partie, et si les sujets chez lesquels le sang, en raison d'un vice organique, ne se combine pas en suffisante quantité avec l'oxigène, sont débiles, languissantes et sans vigueur, leur faiblesse, leur langueur, est occasionnée par les effets successifs et secondaires au moyen desquels les autres fonctions se dérangent. Le gaz, qui, inspiré, semblerait posséder une propriété excitante manifeste, serait plutôt le gaz protoxide d'azote, dont les effets ne sont pas encore suffisamment connus. (1)

F. *Du sang.*

120. Le sang est un véritable excitant, puisqu'il produit l'excitement cardiaque et le vasculaire. Il est même sans contredit le plus nécessaire de tous. On ne saurait se faire une idée de la vie, sans l'action stimulante qu'il exerce sur l'excitabilité vasculaire, et en outre, dans les animaux les plus parfaits, sur l'excitabilité cardiaque. Il est clair que, sous le nom de sang, on doit comprendre le liquide simplement aqueux dont sont pénétrés les tissus spongieux et réticulés des corps vivans les plus simples, tels que les éponges, les alcyons et les méduses, la lymphe limpide et blanchâtre qui se meut lentement dans les vaisseaux déliés des échi-

---

(1) *Dictionn. des Sciences médic.* t. XLIII, p. 615.

nodermes, des vers, des annelides (1), des insectes et des mollusques, ainsi que le sang rouge, chaud ou froid, qui parcourt avec vélocité les artères et les veines de tous les animaux vertébrés. C'est à la propriété stimulante du sang que doivent être attribuées les contractions des oreillettes et des ventricules, ou ce qui s'appelle l'excitement cardiaque. C'est elle aussi qui, en stimulant les vaisseaux capillaires, fait naître l'excitement vasculaire, lequel seul constitue la vie dans les animaux dépourvus de cœur. En conséquence, ce fluide vital doit en partie à sa propre action l'impulsion qui le met en mouvement, et le conduit à tous les organes où il sert à des opérations nombreuses et variées. Le sang n'est donc pas seulement doué d'une propriété excitante. Ce n'est pas comme les simples excitans qu'il sert à l'entretien des fonctions vitales, quoique d'ailleurs les sécrétions s'exécutent en vertu de l'excitement vasculaire, et qu'elles soient modifiées de différentes manières par cet excitement. Il n'en est pas moins certain que, par ses principes, le sang sert principalement à des opérations chimiques particulières, au nombre desquelles on doit placer la nutrition, la calorification,

------

(1) Dans beaucoup de vers, et principalement dans quelques annelides, cette lymphe est colorée, mais sa couleur diffère de celle du sang.

et même (1) la séparation du fluide nerveux (2). Aussi le sang dépouillé d'oxigène devient-il inhabile à l'entretien de la vie, quoiqu'il conserve sa propriété stimulante (sur le cœur), comme le prouvent les expériences au moyen desquelles Bichat a démontré que le sang veineux n'éteint la vie que lorsqu'il parvient au cerveau.

121. Le sang concourant, avec les élémens dont il est composé, à l'exercice des opérations vitales, il n'est pas étonnant qu'en arrivant au cœur chargé de principes âcres et irritans, il excite des contractions plus fortes, et que de là provienne l'excitement fébrile. Telle est la manière dont semblent agir les substances que le vulgaire appelle *échauffantes*, et dont l'action se manifeste dans les tissus

----

(1) Bien que j'aie démontré, par les expériences dont j'ai parlé, que la structure lamelleuse du cervelet, analogue à celle de l'électromoteur, soit apte à produire la séparation du fluide nerveux, ceci n'empêche pas que le sang y contribue ; il fait, dans cette opération, l'office de conducteur humide, comme on l'observe dans beaucoup d'électromoteurs dont l'action est accrue par diverses solutions salines ou autres semblables, qui agissent aussi en vertu de leur composition chimique.

(2) On retrouve ici la *chimie vivante* de M. Broussais, qui rappelle elle-même les idées de Reil touchant la forme et le mélange de la matière, sous l'empire des lois *zoochimiques*. (*Note des trad.*)

capillaires (1). Depuis les temps les plus reculés, les médecins ont admis des médicamens *réfrigérans* et *échauffans*, et on ne peut nier l'existence des phénomènes qui semblent justifier cette opinion. Sans vouloir révoquer en doute des faits évidens, par cela seul qu'il est difficile de les expliquer, la manière d'agir de l'oxigène combiné avec le sang, explique l'action qu'exercent certaines substances dont les principes altèrent la composition naturelle de ce fluide. Si l'oxigène ne produit aucun effet pendant qu'il traverse les gros troncs artériels et veineux, si c'est seulement quand il parvient aux capillaires, qu'il concourt à d'importantes opérations, de même beaucoup de substances âcres, irritantes ou diversement viciées, quoique mêlées au sang, n'exercent *aucune* action sur les gros vaisseaux et sur les cavités du cœur (2), pendant que le sang parcourt ces mêmes voies, avec son impétuosité accoutumée. Ces substances, en arrivant, mêlées avec ce liquide, aux tissus capillaires dans lesquels la circulation se fait plus lentement, et surtout dans les plus déliés, peuvent irriter ces tissus, y occasionner des inflammations, des engorgemens, de petites pus-

---

(1) Sprengel, *Instit. therap.*

(2) Il faut excepter le cas où ces principes sont en grande quantité, car alors ils peuvent irriter les parois internes des oreillettes et des ventricules du cœur.

tules, d'où l'on conçoit pourquoi, lorsqu'il existe des affections inflammatoires locales, elles sont facilement exaspérées par les alimens *échauffans*, quoique les mouvemens du cœur n'en soient nullement altérés. Cette manière de considérer l'action du sang, dans les tissus capillaires, démontre la nécessité d'examiner plus attentivement les vices et les altérations auxquels ce fluide peut être sujet par l'introduction de divers principes, lesquels, selon leur différente manière d'agir, peuvent devenir l'origine ou le remède de phénomènes et de maladies encore peu connus.

G. *Du quinquina.*

122. Quoique le quinquina ait été rangé parmi les stimulans, on s'est promptement aperçu qu'il possédait une manière d'agir toute particulière, et en conséquence plusieurs médecins l'ont considéré comme un excellent tonique et corroborant. Si l'on veut maintenant se mettre au fait du mode particulier d'action de ce remède sur divers organes de la machine animale, comme j'ai fait à l'égard des corps dont il a été question plus haut, il est très difficile d'y parvenir, parce que l'écorce du Pérou n'a pas encore été considérée sous ce point de vue. Quelques uns ont établi que le quinquina est stimulant et corroborant, parce qu'il guérit les fièvres intermittentes, qu'on plaçait au nombre des maladies causées par la faiblesse. Mais on n'a pas

réfléchi que loin d'exciter de plus forts mouvemens dans les différens organes du corps animal, et principalement dans le cœur, il guérit la fièvre précisément parce qu'il est apte à produire des modifications particulières, au moyen desquelles l'excitement cardiaque diminue ou s'évanouit. On ne peut pas dire non plus qu'il stimule fortement le système nerveux, puisque aucun excitement ne se manifeste dans ce système, et que les stimulans les plus actifs ne sont pas les meilleurs moyens pour guérir les fièvres intermittentes. Si le quinquina ne produit par lui-même aucun excitement, il jouit de la propriété d'accroître et de prolonger la fièvre lorsqu'il est administré hors du temps de l'apyrexie ; voilà pourquoi il nuit quand il n'y a pas une intermission suffisante, et pourquoi aussi on ne doit point le prescrire dans le temps du paroxysme fébrile.

123. Pour bien connaître et expliquer de pareils effets, il est nécessaire d'étudier avec plus de soin l'action du quinquina sur les diverses parties qui composent l'organisme animal. J'ai eu l'occasion d'observer et de vérifier plusieurs fois quelques phénomènes qui m'ont conduit à établir que les exhalaisons des marais, lorsqu'elles occasionnent des fièvres intermittentes, produisent un état de langueur et d'abattement, accompagné d'un relâchement du tissu cellulaire, de faiblesse musculaire, et d'un excitement de la sensibilité, qui se

manifestent principalement aux approches des paroxysmes. Si le malade est affecté d'hémorrhoïdes, d'ulcères ou d'autres infirmités semblables , les tissus capillaires de ces parties se relâchent et s'engorgent ; quelques organes deviennent flasques , et demeurent sans force. Les cors , les cicatrices anciennes , les contusions reçues depuis long-temps, deviennent douloureux. Après l'apparition de tous ces symptômes, qui caractérisent l'état de débilité du système nerveux , on voit se manifester la réaction ou l'*excitement cardiaque.* Ces phénomènes qu'offrent les fièvres intermittentes , prouvent manifestement la complication des deux diathèses dont il a été fait mention (76).

Mais si, dans le temps de l'apyrexie , le malade prend , d'après les règles connues , une dose suffisante de quinquina , les parties dans lesquelles domine le tissu cellulaire se froncent et se condensent , le scrotum et les corps caverneux se contractent , le malade se sent plus de vigueur que de coutume , et plus de disposition au mouvement , signe (1) non équivoque que l'organisme se trouve alors dans un état tout-à-fait opposé à celui d'abattement et de fatigue où il était auparavant. Cela est aussi démontré par la sensibilité de toutes les parties , qui ne tarde pas à

---

(1) La force augmente , donc elle n'est certainement pas déprimée.

devenir obtuse (1). Ensuite le pouls s'élève et devient beaucoup plus lent, les facultés intellectuelles acquièrent plus d'énergie, et la fièvre ne revient plus. Enfin, par des doses assez fortes de quinquina excellent, il survient souvent de la surdité, signe de diminution de la sensibilité. Ce phénomène, qui, je crois, n'a pas encore été signalé (2), dure pendant quelques jours, quoique l'on abandonne l'usage du remède.

A tout cela on peut ajouter que j'ai vu l'usage du quinquina dissiper la douleur qu'occasionnent les cors aux pieds, la fatigue et le malaise général, symptômes qui d'autres fois ont annoncé une récidive prochaine. Ainsi on peut dire que la fièvre était guérie avant qu'on eût acquis la preuve certaine de son existence.

124. Ces considérations me font croire que la faiblesse occasionnée par la cause de la fièvre, trouble les excitabilités cellulaire, moléculaire et nerveuse, en produisant un relâchement dans les molécules de toutes les parties douées de ces pro-

---

(1) Tous ces effets sont beaucoup plus visibles si la dose ordinaire du quinquina est donnée en quatre ou cinq heures.

(2) Si ce n'est par le docteur Ottaviani, bien qu'il croie que le quinquina est un contre-stimulant, ce qui ne s'accorde pas avec la diminution de la sensibilité. Voyez ses *Osservazioni sulla natura delle intermittenti, e sulle qualità medicinali della chinachina.* Bologne, 1817.

priétés. Il resterait à déterminer maintenant si cet état est directement occasionné par la cause morbifique, ou bien si, comme c'est le plus probable, cette cause attaque d'abord le système nerveux, dont l'action se trouve pervertie et diminuée de manière à produire la langueur dont il vient d'être parlé. Cette théorie, si facile à concevoir, contribuerait à éclairer l'action du quinquina qui, par ses propriétés, est propre à dissiper l'état morbide, en corrigeant le relâchement, et produisant un rapprochement convenable des molécules. Il n'est pas aussi facile de déterminer si ce médicament agit sur les extrémités des nerfs, de manière à ce que l'impression transmise au *sensorium* augmente l'influence nerveuse, et, par suite, le ton de toutes les parties ; ou si ses principes, absorbés par les vaisseaux chylifères, parviennent avec le sang à l'encéphale, et produisent de la sorte le même effet. Il se pourrait aussi qu'en parcourant la même voie, il vînt à se mettre en contact avec tous les tissus, avec toutes les fibres, et qu'il en accrût directement la cohésion, d'où résulterait également une plus grande énergie. Il est prouvé, par de nombreuses observations, et par des expériences particulières, que les animaux traités avec de grandes doses de quinquina, ont présenté les tuniques de l'estomac et des intestins épaissies et contractées, les parois du cœur plus épaisses et plus compactes, sans qu'on ait observé aucune trace d'inflammation.

125. De quelque manière qu'agissent les principes contenus dans le quinquina, on ne peut dire
qu'ils donnent lieu à aucun excitement. Il est
probable qu'ils agissent plutôt sur les organes de
manière à modifier l'excitabilité, comme le font
d'autres puissances, et à produire, dans la position
des molécules, des changemens particuliers en
vertu desquels les organes deviennent plus aptes
aux véritables mouvemens ou à l'excitement. L'influence qu'ils exercent sur le système nerveux paraît contribuer beaucoup à ce résultat. (1)

126. Cet article était rédigé, et je puis dire publié, lorsqu'en lisant le savant travail du professeur Tommasini sur l'inflammation, je suis tombé
sur ses profondes méditations concernant la manière d'agir de l'écorce du Pérou. Son opinion,
à ce qu'il me paraît, ne diffère de la mienne qu'à
l'égard de quelques propositions, et principalement
de celle par laquelle il établit que le quinquina n'est
pas doué de la propriété stimulante (2). J'ai an-

---

(1) *De manifestis in organismo vivo mutationibus
usu chinæ, quercûs, et tormentillæ productis.* Tubingue,
1809, in-8°.

(2) Il est évident que les Italiens ne distinguent pas les
toniques des stimulans : ils ont raison, car ce ne sont là que
deux nuances d'un effet analogue ; mais ils ont tort, puisque cette confusion les conduit à nier que les toniques sti-
mulent les tissus, parce qu'ils ne produisent pas les phénomènes caractéristiques de l'excitement cardiaque. Les

noncé cette vérité, il y a déjà long-temps, dans mes Thèses de médecine pratique, et depuis dans divers passages de l'*Analysis adumbrata humani corporis fabricæ*, en parlant de l'action des différentes puissances qui exercent le plus d'influence sur l'organisme. Je vois avec plaisir que de savans médecins prennent en considération la vertu intrinsèque, absolue et positive, des médicamens, et qu'ils ne se contentent plus des notions superficielles déduites de leurs seuls effets dynamiques.

H. *De l'opium.*

127. La manière d'agir de l'opium sur l'économie animale a donné lieu à des disputes, qui n'ont pu être terminées ni par l'observation journalière des praticiens, ni par les expériences des physiologistes. En partant de quelques faits tirés de l'expérience de tous les jours, et se fondant sur l'opinion générale, il sera plus facile d'expliquer les phénomènes qui dépendent de l'action de ce médicament. On accorde unanimement à l'opium la propriété de diminuer la sensibilité, vertu dont

---

toniques sont des stimulans fixes, dont les effets excitans se bornent au tissu avec lequel on les met en contact, et qui par là fournissent d'excellens dérivatifs internes. C'est de cette manière qu'ils agissent dans les fièvres intermittentes qu'ils guérissent, car il ne faut point oublier qu'ils ne les guérissent pas toutes. (*Note des trad.*)

on profite pour calmer les douleurs et apaiser les spasmes. Les expériences de Monro, et bien plus encore celles de M. Wilson Philipps (1), prouvent qu'il détruit la sensibilité et l'irritabilité. Cet agent possède en outre, sauf dans quelques cas particuliers, une propriété narcotique indiquant qu'il affaiblit et épuise aussi l'excitabilité des fibres des hémisphères cérébraux. Mais tous ces faits peuvent s'expliquer en reconnaissant dans l'opium une force capable d'agir sur l'excitabilité moléculaire, comme il a été dit pour le quinquina ; car, en modifiant la position de molécules, il peut diminuer la mobilité celluleuse, musculaire et nerveuse, et amener ainsi l'état de choses (17 et suiv.) dans lequel toutes les fibres acquièrent plus de ton et de vigueur. C'est en ce sens qu'on peut dire qu'il corrobore, puisqu'à l'instar du quinquina, en modérant l'excitabilité, il l'élève justement au point qui favorise le plus l'excitement. Mais si on l'administre à hautes doses, comme il augmentera la cohésion des molécules, l'excitabilité sera souvent épuisée, et on verra se manifester un état d'insensibilité et d'inaction, principalement dans les fibres cérébrales et dans les filets nerveux, d'où pourront résulter le sommeil et la stupeur. C'est dans cet autre sens que l'opium doit être considéré comme

(1) *Loc. cit.* p. 6o *et seq. Physiological Transactions of the Royal Society of London ;* ann. 1815.

calmant, sédatif et narcotique. Il n'est pas surprenant que plusieurs narcotiques aient reçu le nom de contre-stimulans, le froid, par exemple, et en général tout ce qui peut diminuer la mobilité des fibres des hémisphères cérébraux. Enfin il paraît probable que la diminution de la force musculaire qu'on observe après l'abus de l'opium et du vin, dépend du défaut d'action cérébrale. Mais, pour le moment, il est difficile d'établir si l'action de ces substances se porte seulement sur les hémisphères, ou si elle se fait encore ressentir dans le cervelet et la moelle épinière.

128. Ce qui précède jette aussi quelque lumière sur la propriété aphrodisiaque de l'opium, que j'ai eu plusieurs fois occasion de vérifier sur les malades, et qui est confirmée par l'usage qu'en font les peuples orientaux. Cet effet dépend de ce que l'opium renforçant l'excitabilité cellulo-vasculaire, l'action des capillaires augmente, et ces vaisseaux attirent à eux une plus grande quantité de sang, ce qui donne lieu à l'*éréthisme*, qui ne marche pas sans la contraction des parties composées de tissu cellulaire. Telle est la raison pour laquelle l'opium est si nuisible par lui-même dans toutes les inflammations, bien qu'on doive avouer que lorsqu'elles sont exaspérées par de fortes douleurs, il peut soulager indirectement, en diminuant la sensibilité des parties affectées ; c'est ainsi qu'il se montre quelquefois astringent, et qu'il est souvent utile pour modérer

les flux intestinaux, ou pour arrêter les hémorrhagies. Je m'abstiens de rechercher plus en détail
comment il agit pour produire ces effets, et de
déterminer s'il augmente l'afflux du fluide nerveux vers les organes, ou s'il occasionne d'autres
modifications; mais je ferai quelques remarques
sur la propriété, si facilement diffusible, qui le
distingue éminemment des excitans permanens.

L'action propre aux substances ou médicamens
connus sous le nom de *stimulans diffusibles*, n'a
jamais été définie avec précision. On a observé que
ces agens étendent en peu de temps leur action à
tous les organes, quoiqu'on ne les ait primitivement
mis en contact qu'avec un seul. On a cru que tous les
tissus indistinctement transmettaient cette action
au reste de l'économie; mais si l'on réfléchit à la
composition de tous les organes de la machine
animale, et aux propriétés spéciales dont chacun
d'eux est doué, on verra facilement que ces médicamens ne peuvent se répandre, d'un point limité
à tout le corps, qu'en vertu de l'artifice qui préside à la disposition et à la réunion des nombreux
filets composant le système nerveux. Si l'opium
et tant d'autres stimulans jouissent de la propriété
d'agir, en très peu de temps, sur tout l'organisme,
ils la doivent entièrement au mécanisme particulier de l'excitabilité nerveuse (1); par conséquent

____

(1) Notez qu'un principe quelconque peut être absorbé

ils ne peuvent exercer aucune action diffusible sur les animaux dépourvus de nerfs.

I. *Du vin et des liqueurs spiritueuses.*

129. Le vin et les liquides alcooliques appartiennent à la classe des stimulans diffusibles, car introduits dans l'estomac à dose convenable, ils étendent leur action jusqu'au *sensorium*, de manière qu'en augmentant l'action nerveuse dans tous les organes, ils produisent le degré d'excitement moléculaire qui rend ceux-ci aptes à exercer les mouvemens les plus énergiques et les plus prompts, d'où il résulte qu'ils exécutent leurs fonctions avec une plus grande vigueur. Le vin, en particulier, est excellent pour modérer et tempérer l'excitabilité exaltée, ou la sensibilité excessive; pris à dose modérée, il l'émousse, tandis que, lorsqu'on en abuse, il l'épuise, et plonge les parties dans la torpeur. L'alcool rectifié et les éthers, qui se convertissent facilement en vapeurs, sont beaucoup plus diffusibles, parce qu'en un temps donné ils agissent sur un plus grand nombre de papilles ou d'extrémités nerveuses. Toutes ces substances produisent en outre des altérations et des changemens analogues à ceux qui dépendent de l'abus du quinquina. En effet, ils épaississent, condensent et rétrécissent les parois de l'estomac, au point qu'on

---

et transporté avec le sang par tout le corps, mais il agira comme diffusible quand il arrivera au *sensorium*.

a vu ce viscère transformé en un simple tube (1).
J'ai lieu de croire que plusieurs de ces liquides
spiritueux sont aussi absorbés et transportés avec
le sang à l'encéphale et aux vaisseaux capillaires.
Ils y produisent des altérations peu différentes de
celles qui résultent de l'abus des vins généreux,
et produisent ainsi toutes les maladies auxquelles
les buveurs sont sujets.

K. *Du camphre.*

130. Composé de principes volatils, le camphre produit des effets assez semblables à ceux
qu'on obtient de l'emploi des stimulans diffusibles.
Cependant on a beaucoup discuté sur ses propriétés. Les expériences d'Alexandre et de quelques
autres n'ont pu, jusqu'à ce jour, résoudre la question. Cette substance a été mise au nombre des
contre-stimulans, quoique le plus grand nombre
des médecins la considère encore comme un puissant excitant. Je pense, d'après quelques expériences que j'ai faites, et plus encore d'après celles
d'Alexandre, que le camphre doit être mis au
nombre des irritans, quand il est administré à
grandes doses. En effet, il exerce une impression
incommode et désagréable sur les nerfs de l'estomac, et peut ainsi troubler et déranger de telle
manière les fonctions du système nerveux, qu'il en

(1) Hoffmann, Académie des sciences, 1704.

résulte tantôt des symptômes de faiblesse et d'action diminuée, tantôt aussi le surexcitement nerveux, ou des convulsions (1). Mais administré à petites doses, absorbé et transporté, par la voie de la circulation, jusqu'aux capillaires, il excite l'action de ces derniers, au moyen de quoi la chaleur augmente, et il s'établit un mouvement expulsif passager vers la peau. Ces symptômes s'évanouissent si on abandonne l'usage du camphre, et ils reparaissent si on recommence à l'administrer, ainsi que je l'ai observé souvent. Il me semble donc que ce médicament donné à petites doses, ne pouvant déranger l'action nerveuse, comme le ferait une puissance irritante, est facilement absorbé par les vaisseaux chylifères (2). Mais lorsqu'à la suite d'un usage long-temps continué, il circule avec les humeurs en quantité considérable, il peut irriter légèrement les ventricules du cœur, et en solliciter les contractions ; ensuite, en parcourant les tissus capillaires, il doit titiller les

---

(1) Orfila, *Traité des poisons*, page 19, partie 4.

(2) Quoique plusieurs physiologistes admettent encore la possibilité de ce fait, les expériences de MM. Tiedemann et Gmelin tendent à prouver qu'il n'a point lieu. D'ailleurs il s'accorde très peu avec les lois de la vie ; et, nous devons le dire encore, car on ne saurait trop le répéter, ce n'est pas à une époque où l'on cherche avec raison à rétablir le vitalisme dans toute sa pureté, qu'on doit gratuitement ramener l'action vitale sous l'empire des lois de la simple mécanique. (*Note des trad.*)

vaisseaux déliés qui les forment, occasionner des sensations pénibles, du prurit, une direction vers la périphérie, et une agitation universelle, comme j'ai eu lieu de l'observer. (1)

131. Je ne m'arrêterai pas long-temps à analyser les propriétés de quelques autres remèdes comptés au nombre des stimulans; mais d'après ce qui a été dit de ceux dont je viens de m'occuper, il paraît hors de doute que l'action de toutes les substances désignées sous ce nom, ne consiste pas uniquement dans une propriété dynamique stimulante, car il est clair qu'elles peuvent agir de différentes manières, en raison de la structure des parties avec lesquelles on les met en contact. On doit, par conséquent, déduire leurs vertus médicamenteuses, non seulement de leur force intrinsèque et des principes qui les constituent, mais encore de la diversité de l'organisme avec lequel elles se trouvent en relation. Ce n'est qu'en adoptant des maximes aussi positives et aussi rationnelles qu'on pourra en faire une application convenable, ce dont je donnerai une nouvelle preuve dans le Chapitre suivant.

---

(1) Il est nécessaire de faire ici l'application de ce qui a été dit sur l'action de certains principes unis au sang dans les tissus capillaires.

CHAPITRE III.

Des Puissances débilitantes, ou des contre-stimulans.

132. Le ton des parties, la vigueur qui constitue l'état de santé parfait de l'organisme, dépendant en grande partie de la position des molécules apte à maintenir l'excitabilité au degré le plus favorable à l'exercice de toutes les fonctions, il en résulte que tous les agens qui sont capables d'altérer cette position, peuvent être considérés comme débilitans ou contre-stimulans. Bien entendu que l'altération peut s'effectuer de plusieurs manières, ce qui deviendra plus clair lorsque j'aurai examiné rapidement la manière d'agir de celles d'entre ces puissances dont l'action est le mieux connue.

133. L'excès et le défaut de calorique peuvent faire que ce principe bienfaisant devienne un contre-stimulant très actif. En effet, rien n'affaiblit davantage et ne rend plus languissant que la chaleur excessive. Dans ces circonstances on voit se manifester la prostration générale des forces, la langueur de tous les organes et de toutes les fonctions. C'est pourquoi, dans les temps et dans les climats excessivement chauds, on observe les maladies qui présentent un grand fonds d'hyposthénie, et c'est précisément alors que devient utile l'applica-

tion du froid, de la glace, de la neige et des im-
mersions froides.

D'un autre côté, il est démontré qu'il n'existe pas
de puissance plus décidément *contre-stimulante* que
l'action continuelle du froid. Cette action engourdit
tous les organes, qui deviennent immobiles et insensibles à l'application des stimulans les plus énergiques, d'où l'on peut conclure que tous les corps
qui produisent une forte soustraction de calorique,
détruisent et abattent radicalement le principe vital, ce qui a été en partie démontré par les belles
expériences de M. Dessaignes.

134. Beaucoup de fluides aëriformes occasion-
nant des effets contraires à ceux que l'on obtient
au moyen de l'oxigène, on peut donc dire qu'ils
sont doués de la propriété contre-stimulante. En
effet, si l'on respire le gaz azote, le gaz hydrogène,
ou le gaz acide carbonique, le dégagement du calorique ne peut avoir lieu ; l'oxide de carbone s'accumule, comme on l'a observé dans les sujets chez
lesquels le trou de Botalli et le conduit artériel (1)
étaient restés ouverts après la naissance. Le corps de
ces individus est languissant, inerte, froid et livide,
jusqu'à ce que, l'oxide de carbone s'accumulant en
quantité excessive, il en résulte la mort : ce qui arrive

----

(1) Ces deux vices de conformation ne produisent pas
toujours les phénomènes de la cyanodermie.

(Note des trad.)

en peu de temps par la respiration du gaz acide carbonique seulement, puisque ce principe exerçant
une impression particulière sur l'encéphale, il en
anéantit l'action. Par la même raison, le gaz hydrogène carboné est encore plus délétère, car à petites
doses il occasionne des vertiges, ou autres accidens nerveux, et, à doses plus fortes, il tue avec
rapidité, comme le démontrent les expériences de
Beddoes.

A. *Des principes contagieux.*

135. Des médecins d'un grand mérite ayant observé que l'action des miasmes et des principes
contagieux détermine des fièvres et des inflammations sthéniques au plus haut degré, qui exigent une
méthode curative tout-à-fait débilitante, ils ont en-
seigné, sans y réfléchir davantage, que ces miasmes
et ces principes sont des puissances stimulantes.
Il résulte évidemment de là qu'ils n'ont pas pris en
considération un grand nombre de symptômes de
faiblesse qui précèdent l'excitément fébrile. Mais
ensuite de plus justes réflexions faites par de savans
praticiens ont conduit à ranger les miasmes et les
principes contagieux parmi les puissances irritatives (1). Ils devraient par conséquent être, comme
il a été dit, aptes à produire, sur l'origine des
nerfs, les impressions et les modifications qui oc-

______

(1) Brera, *loc. cit.*

casionnent facilement l'état de débilité et de langueur, cause prochaine de la réaction du cœur, ou
du surexcitement cardiaque. Mais si l'on a égard
à l'ensemble de tous les phénomènes, il ne paraît
pas qu'une action simple, susceptible d'irriter les
extrémités des nerfs, comme font les lésions de
l'urètre, les plaies des autres parties, et les matières indigestes, puisse donner lieu à la série de
symptômes que présentent les maladies contagieuses. Il est évident que le principe contagieux se
répand matériellement et se reproduit par tout le
corps, dont il parvient ainsi à déranger et à pervertir
l'excitabilité nerveuse : de cette manière l'influence
salutaire qui s'étend du *sensorium* à tous les organes venant à être altérée, il en résulte les phénomènes de la faiblesse et de l'abattement. Voilà
comment on peut dire que les contagions et les
miasmes agissent en débilitant, et sous quel point de
vue on peut encore les considérer comme des agens
déprimans. Ces dénominations sont donc tout-à-
fait impropres à exprimer les modifications que
produisent ces principes et beaucoup d'autres
causes analogues. Mais, dans l'état actuel de nos
connaissances, il est nécessaire de s'en servir, puisque nous ne voyons réellement rien que la faiblesse
et l'irritation. (1)

____

(1) Il n'est pas douteux que la manière d'agir des principes contagieux ne soit encore très obscure, et que si on

136. Toutefois on ne doit pas, quand la chose est possible, négliger de distinguer ces différens états, afin de se rapprocher insensiblement de la vérité, à mesure que nos connaissances s'étendront, jusqu'au moment où le véritable mécanisme de toutes les opérations et de tous les changemens morbides de l'organisme sera dévoilé.

Beaucoup de puissances nuisibles, venant à se trouver en contact avec le *sensorium*, donnent lieu à des phénomènes différens de ceux qu'elles produisent quand elles exercent leur action sur les tissus capillaires. De même les principes contagieux, en se reproduisant, infectent toutes les humeurs, et, manifestant ensuite leur action dans les tissus capillaires, produisent les éruptions diverses qui caractérisent les différentes espèces de maladies contagieuses. Si leur nature était mieux connue, on pourrait expliquer pourquoi les pustules de la variole, celles de la rougeole, celles de la scarlatine, les pétéchies, la miliaire, et autres exanthêmes, ne se ressemblent pas.

137. Il est à propos maintenant de rechercher si les principes contagieux jouissent d'une action stimulante, déprimante ou irritante; alors on

désire des éclaircissemens à cet égard, on ne les obtiendra que par d'exactes observations faites sur les maladies qui en tirent leur origine. Voyez Ramati, *Comment. sui mali, che epidemicamente regnarono in Novarra.*

pourra décider si les pustules qui se manifestent dans les maladies causées par les miasmes, sont l'effet d'un principe âcre et stimulant, qui irrite comme l'épine quand elle donne lieu au phlegmon, ou bien si l'inflammation dépend d'une puissance déprimante, telle que l'action du froid, qui, en affaiblissant l'excitabilité, et la rendant plus apte à ressentir l'influence stimulante du sang, produit l'excitement morbide.

Il semble que la variole, la rougeole et autres principes contagieux analogues, possèdent des propriétés plus éminemment irritantes que celles des contagions qui déterminent une profonde hyposthénie. Cette opinion semble confirmée par l'action qu'exercent le principe gangréneux, le charbonneux, et quelques autres très puissans venins. Lorsque la gangrène s'étend au loin, soit que les particules *malignes* viennent à être absorbées par les vaisseaux voisins, comme c'est le plus probable, soit que ces principes délétères exercent une impression particulière sur les extrémités des nerfs, il s'ensuit une grande prostration de forces, un abattement universel, un défaut visible d'action nerveuse ; la force du cœur languit à vue d'œil, le pouls devient de plus en plus petit, et la mort s'ensuit. Des phénomènes à peu près semblables se manifestent sous l'influence des matières corrompues reçues dans l'estomac, ou appliquées sur les parties dénudées, comme le prouvent quelques expériences, et principalement celles qui ont été faites par M. Orfila (1). Cet expérimentateur ayant introduit, dans le tissu cellulaire de la partie interne de la cuisse d'un chien robuste, un morceau de cerveau en putréfaction, il se manifesta de l'abattement, de la langueur, et la mort survint dix-huit heures après. Il n'est pas facile de déterminer quel dérangement ces principes délétères peuvent produire sur le système nerveux, et en particulier sur le *sensorium*. Cependant, quelques observations me portent à croire qu'ils peuvent pervertir et empêcher la séparation du fluide nerveux.

138. Le venin de quelques serpens, et les substances dont plusieurs peuples sauvages se servent pour empoisonner leurs flèches, produisent des effets analogues. Les expériences de Fontana (2), de la Condamine (3), de Brodie (4), de Magendie et Delille (5) et d'Emmert (6), démontrent jusqu'à l'évidence que ces poisons, reçus dans le sang, agissent à la manière des principes contagieux les

------

(1) *Dictionnaire des Sciences médicales*, tome 43.

(2) *Traité du poison de la vipère.*

(3) *Mémoires de l'Académie royale des sciences.*

(4) *Sperienze sui veleni. Annal. di Omodei*, n° 9, page 328. — Brera, fasc. 17.

(5) Orfila, *Traité des poisons.*

(6) *Osservazioni sugli effetti velenosi dell' augustura falsa.* Omodei, *loc. cit.* 1816, *Luglio*, page 84.

plus actifs, puisque, outre qu'ils occasionnent divers dérangemens dans tout le corps, ils excitent des convulsions et des accès de tétanos, ce qu'on observe également dans la variole et la rougeole, avant que l'éruption ne se fasse.

Après avoir remarqué que les affections convulsives précèdent la mort occasionnée par les substances vénéneuses et par d'autres agens analogues (1), on a conclu que ces corps exercent une action spéciale sur la moelle épinière. Mais cette conclusion ne paraît point fondée, car on peut couper et déchirer, sans donner lieu à des mouvemens spasmodiques, cette portion du système nerveux, ainsi que l'ont démontré les nombreuses expériences de Haller, de ses disciples et de tant d'autres. Il est au contraire prouvé, par des expériences faites sur un grand nombre d'animaux de différentes classes (2), que les affections spasmodiques reconnaissent pour cause une lésion de la moelle allongée, point central de tout le système nerveux. Il est donc beaucoup plus probable que les poisons, les principes contagieux, et toutes les autres substances délé-

(1) Institut de France, 14 décembre 1818.

(2) La structure, les usages, les expériences faites tant avec des moyens mécaniques qu'à l'aide d'agens de toute espèce, enfin les affections morbides, présentent donc l'accord le plus constant : preuve manifeste que ce que j'ai dit répond à toute espèce d'objections.

tères, mêlés avec le sang, agissent sur cette partie qui, étant le véritable siége de l'excitabilité nerveuse, le point de réunion de tous les nerfs, et pour ainsi dire le *nœud* de la vie (*nodus encephali*, Soemm.), peut aussi être le lieu où se forment les excitemens morbides dont il s'agit.

B. *Du tartrate antimonié de potasse.*

139. L'expérience journalière démontre que le tartrate antimonié de potasse est d'une si grande utilité dans toutes les maladies causées par le surexcitement cardiaque ou vasculaire, qu'il n'est plus possible de refuser à cet agent pharmaceutique une propriété *contre-stimulante*, d'où il résulte que l'action du cœur étant affaiblie, le pouls devient plus lent, plus faible, plus petit, et que l'un et l'autre excitement se trouvent manifestement diminués. Cependant, il serait à désirer qu'on pût donner des raisons satisfaisantes de la manière dont le tartrate antimonié de potasse produit des effets semblables, et expliquer dans le même temps pourquoi il ne paraît pas posséder constamment la même manière d'agir.

D'après les expériences de M. Magendie, l'émétique excite le vomissement chez les animaux, qu'on l'introduise dans l'estomac, qu'on l'injecte dans les veines, qu'on l'épanche dans la cavité thoracique ou abdominale, ou enfin qu'on le pousse dans les

intestins (82). Cet habile expérimentateur croit cependant qu'il est nécessaire, dans toutes ces circonstances, que le sel soit absorbé, et qu'il passe dans
les voies de la circulation. Je puis assurer, d'après
des expériences réitérées, que l'émétique et l'ipécacuanha ne produisent point le vomissement,
lorsqu'on les introduit sous la forme de lavement dans l'intestin rectum, à des doses même
assez fortes, c'est-à-dire à celle de dix à douze
grains pour le premier, et d'une ou deux drachmes
pour le second. Ces deux substances exercent plutôt
alors une action sédative; elles ne produisent pas
davantage d'effet, lorsqu'on les injecte directement
dans l'intestin grêle, par une ouverture faite à des-
sein, comme je l'ai plusieurs fois éprouvé. C'est
pourquoi je pense que si le vomissement a eu lieu
dans les expériences de M. Magendie, il aura
sans doute été excité par des doses beaucoup plus
considérables de tartre stibié, et après l'absorption
de cette substance, cas dans lequel elle agit de la
même manière que quand on l'injecte dans les
veines. Par conséquent, si l'émétique reçu, à la
dose d'un grain, dans l'estomac, provoque le
vomissement, tandis qu'on n'obtient point un
résultat analogue lorsqu'on en fait passer dix à
douze grains dans l'intestin grêle et dans le gros
intestin, il est évident que cet effet doit dépendre
de la structure particulière de l'estomac. Aussi,
quand je réfléchis que cet organe renferme un élé-

ment qui n'existe point dans les intestins, c'est-à-dire qu'il reçoit les ramifications des nerfs pneumogastriques, destinées aussi à transmettre les impressions du sang veineux qui font naître ensuite les contractions du diaphragme et des muscles intercostaux, je suis porté à croire que l'émétique, introduit dans l'estomac, exerce également une action particulière sur l'extrémité de ces mêmes nerfs, et que cette impression, transmise au cerveau, occasionne ensuite l'excitement particulier du diaphragme et des muscles abdominaux, de l'action exclusive desquels le vomissement dépend suivant M. Magendie (1). C'est pour cela que cet

---

(1) J'ai remarqué depuis long-temps que si les substances vomitives introduites dans l'estomac exercent une action principalement utile dans les affections catarrhales, ce résultat paraît dépendre de l'impression particulière et en quelque sorte spécifique qu'elles font sur les nerfs de la paire vague. La réalité de cette propriété spéciale semble démontrée par les expériences qui font voir que, pour tuer les animaux chez lesquels on a pratiqué la section de ces nerfs, il faut employer des doses de tartrate antimonié de potasse bien plus considérables que celles qui seraient nécessaires pour produire le même effet sur des animaux dont les nerfs pneumogastriques auraient été respectés. M. Dupuy, professeur à l'École d'Alfort, a obtenu les mêmes résultats ; il a observé que deux onces de noix vomique, qui sont plus que suffisantes pour faire tomber un cheval dans les convulsions, et pour le tuer en peu de temps, ne produisent aucun effet lorsqu'on les met en

agent pharmaceutique fait vomir également dans toutes les circonstances, lorsqu'il parvient jusqu'à l'encéphale par la voie de la circulation. Mais toutes les fois que l'impression n'a lieu ni de la manière indiquée sur le *sensorium*, ni sur l'extrémité des nerfs pneumogastriques, alors le vomissement ne se manifeste point : c'est ce qui arrive lorsque le médicament n'est mis en contact qu'avec les intestins, par conséquent avec les seuls nerfs qui émanent de l'intercostal.

140. Tout ce qui vient d'être dit se trouve encore confirmé par les expériences desquelles il résulte qu'après la section des nerfs pneumogastriques le tartre antimonié de potasse ne produit plus le vomissement (1), car alors ces nerfs ne transmettent plus aucune impression au cerveau, comme il arrive également par rapport à la respiration. C'est ce qui explique pourquoi de fortes doses d'émétique restent sans effet chez les apoplectiques, comme aussi, suivant ce qu'a observé M. Krimer (2), le vomis-

---

contact avec la surface gastrique, après la section des nerfs de la huitième paire. Voyez *Journal de médecine*, n° 281.

(1) Si l'on observe quelques efforts pour vomir pendant l'opération même, ou peu de temps après qu'elle est achevée, ces efforts paraissent dépendre de l'impression reçue par l'extrémité du nerf qui communique avec l'encéphale.

(2) Cet auteur a observé que l'introduction de six grains

sement s'est manifesté chez des chiens réduits à un abattement extrême par l'acide hydrocyanique (1), quoiqu'on eût injecté trois grains de tartrate dans les veines.

141. Cependant si l'émétique, par suite de l'impression qu'il exerce sur l'extrémité des nerfs de la huitième paire, donne lieu à l'excitement, ou, en d'autres termes, aux contractions du diaphragme et des muscles abdominaux, il conviendrait de dire que son action est excitante et stimulante. Mais quand on pense que le même effet est produit par les odeurs désagréables et répugnantes, qui excitent si facilement des nausées, on doit conclure de là que ces impressions, transportées au *sensorium*, agissent sur lui d'une manière désagréable et morbeuse, quoiqu'on puisse être tenté de donner l'épithète d'irritante à ce mode d'action, puisqu'on le voit troubler et pervertir l'action nerveuse, déranger les fonctions du *sensorium*, et faire dévier l'influence nerveuse de tous les organes, mais prin-

---

d'émétique dans les plaies excitait le vomissement et occasionnait la mort; il a en outre confirmé tous les résultats établis par MM. Haighton, Magendie et Orfila, relativement à l'influence des nerfs pneumogastriques.

(1) M. Coullon a observé que dix grains d'émétique ne faisaient point périr les animaux empoisonnés par cet acide. Voyez ses *Recherches et Considérations médicales sur l'acide hydrocyanique*. Paris, 1819.

cipalement du cœur; d'où il résulte que, sous l'influence de l'émétique, les mouvemens de ce dernier organe deviennent languissans, le pouls faible et irrégulier, et qu'en un mot cette substance agit comme un puissant contre-stimulant, ou, si l'on aime mieux, comme un débilitant.

C. *De l'acide hydrocyanique.*

142. L'acide hydrocyanique et l'eau distillée de laurier-cerise affaiblissent, sans exciter de trouble universel, principalement lorsqu'on les administre à doses modérées, et comme médicament. Mais si on les donne à dés doses plus fortes, ils excitent en outre des désordres et des accidens nerveux avant d'occasionner la mort (1), ainsi que nous l'ont appris les expériences de MM. Ittner (2), Magendie et Coullon (3), à l'appui desquelles sont encore venues depuis les belles expériences et les réflexions profondes de notre professeur Martini, pour la publication desquelles doivent faire des vœux tous ceux qui désirent de voir faire des progrès à la thérapeutique, la partie certainement la plus obscure et la plus difficile de la médecine. En attendant, on peut conclure que les poisons énergiques dont il s'agit maintenant, attaquent

----

(1) *Journal de physique*, 1814, tome II, p. 466.
(2) Omodei, n. 236.
(3) *Loc. cit.*

le système nerveux, en annihilent l'action, et portent principalement la leur sur le *sensorium*. En effet, quelques expériences faites à la hâte m'ont prouvé que l'action de l'acide hydrocyanique et de l'eau distillée de laurier-cerise devient d'autant moins meurtrière, qu'on l'essaie sur des animaux pourvus d'un système nerveux moins parfait, d'où l'on peut inférer que les inflammations locales sont susceptibles de plusieurs explications différentes, et qu'il ne faut pas les considérer, d'une manière absolue, comme des effets d'une puissance stimulante.

143. La propriété déprimante se rencontre pareillement à un haut degré dans plusieurs végétaux, parmi lesquels on doit surtout compter la belladone, la jusquiame, la laitue vireuse, la ciguë, l'aconit, le stramonium, la noix vomique, et la digitale pourprée. On pourrait dire que ces substances végétales attaquent directement le principe vital, puisqu'elles ne se contentent point de débiliter en proportion de ce qu'elles pervertissent l'excitabilité et diminuent l'influence nerveuse, mais encore, comme le démontre l'exemple de la belladone, détruisent évidemment l'excitabilité moléculaire des divers tissus, ce qui fait que la fibre musculaire perd la faculté de se contracter. Elles produisent de graves affections cérébrales, paralysent les parties pourvues d'un grand nombre de nerfs, les privent de leur sensibilité, et rendent l'action vasculaire languis-

sante. Nous en avons une preuve dans la belladone, qui, appliquée sur l'œil, détermine instantanément la dilatation de la pupille, phénomène
qu'on observe de même lorsqu'on emploie l'acide
hydrocyanique. Le tabac produit aussi des effets
décidemment sédatifs, comme l'a dit M. Wilson
Philipps, et comme l'ont démontré depuis les expériences de M. Ormea. Ayant eu occasion d'observer les effets de la laitue vireuse, comparativement
avec ceux de l'opium, j'ai remarqué que le sommeil et la stupeur étaient accompagnés de symptômes bien différens, selon qu'ils étaient produits
par l'une ou par l'autre de ces deux substances,
qui, bien que douées toutes deux de la puissance
narcotique, la possèdent à des degrés différens.
En effet, quoique l'une et l'autre diminuent l'action des fibres cérébrales, on dirait que l'opium
épuise leur excitabilité de manière à les plonger
dans un état de faiblesse indirecte, tandis que,
au contraire, la substance excitable affaiblie par
la laitue vireuse devient pareillement inhabile à
remplir les fonctions qui lui sont propres, et que
l'état soporeux qui suit est plutôt l'effet de l'extrême
langueur ; ce qu'on peut, jusqu'à un certain point,
comprendre, en rappelant à sa mémoire ce qui a
été dit précédemment au sujet des diverses espèces
de faiblesse (104).

144. Les substances débilitantes dont il vient
d'être question, étant plus propres à diminuer

l'excitabilité musculaire qu'à contre-stimuler, on conçoit de quelle utilité elles doivent être dans un grand nombre d'affections locales qui ont pour caractères l'exaltation de l'action des vaisseaux capillaires, c'est-à-dire l'excitement vasculaire, telles que les maladies squirrheuses et cancéreuses.

CHAPITRE IV.

Des puissances irritantes.

145. Guidés par cet esprit d'analyse qui constitue le véritable talent du médecin praticien, les Guani, les Bondioli, les Fanzago et les Rubini ont conclu de la nature des symptômes qui caractérisent certaines maladies, que ces dernières dépendent toujours de causes capables de les modifier d'une manière particulière pendant toute leur durée. Ces modifications et les désordres qui les accompagnent ne persistant qu'autant que les causes indiquées lèsent, par leur présence, des parties sensibles et irritables, tandis qu'on les voit promptement disparaître dès que les puissances nuisibles et perturbatrices sont éloignées, les praticiens que je viens de citer établirent sagement une classe distincte pour y renfermer les causes morbifiques auxquelles ils donnèrent, d'après leur manière d'agir, le nom de *puissances irritantes*. Il ne faut pas croire cependant que toutes les puissances de cette nature soient constamment visibles, comme

seraient une épine, un tubercule, des vers, ou
un autre corps analogue, agissant d'une manière
mécanique : fort souvent des matières particulières,
qu'on connaît à peine, des résidus d'alimens indigestes, des principes âcres, des humeurs altérées,
des inflammations occultes exercent une telle impression sur l'extrémité de certains nerfs, qu'il en
résulte, dans le *sensorium*, dans tout le système
nerveux, et dans quelques organes (84), des changemens et des altérations qui peuvent donner lieu
à la fièvre, c'est-à-dire au surexcitement cardiaque.

146. Cependant les praticiens qui ont cherché
à approfondir la nature de ces phénomènes, n'ont
pu jusqu'ici tomber d'accord ni sur la manière dont
ils se manifestent, ni moins encore sur la nature des
puissances dont ils dépendent. Il est vrai que de
pareilles questions se réduisent souvent à de simples disputes de mots, l'opinion générale étant que
toutes les causes mentionnées ci-déssus irritent les
extrémités des nerfs, ce qui donne lieu ensuite
aux phénomènes de l'irritation. Quelques écrivains
prétendent toutefois que beaucoup de substances
considérées comme excitantes, doivent être rangées
au nombre des puissances irritantes. Il n'est pas rare
d'observer que des substances stimulantes de leur
nature, et souvent même des remèdes sédatifs, donnent lieu à des signes manifestes d'irritation ; ce qui
tient soit à la manière dont ces substances agissent,
soit aux modifications auxquelles l'excitabilité est

sujette, soit enfin à la structure particulière des organes. En effet, dans l'état de langueur et d'épuisement, les irritans deviennent les stimulans les plus simples, comme le vin et les liqueurs spiritueuses, à doses très modérées. Dans certaines circonstances le sang se trouvant chargé de principes âcres, stimulans, ou autres semblables, il peut être la cause de mouvemens également irritatifs du cœur et des vaisseaux capillaires, qui cesseront promptement après la disparition de la cause.

Une puissance peut agir de diverses manières, suivant la différence qui existe dans la nature des parties et des organes avec lesquels elle se trouve en relation. Ainsi, par exemple, lorsque le vinaigre affecte modérément les nerfs olfactifs, ou les papilles de la langue, il excite agréablement le système nerveux, et en accroît l'énergie. Devenu un irritant, s'il reste pendant long-temps en contact avec des parties dénudées, il trouble l'action nerveuse, et en détruit l'harmonie; mais il se montre une puissance déprimante, quand on en fait abus à l'intérieur, et alors il attaque, il énerve les tissus animaux. Des effets analogues à certains égards sont produits par l'éther et le sel ammoniac, et tous les stimulans excessifs peuvent devenir irritans. Cependant, afin d'avoir une idée exacte des résultats qu'on peut obtenir de l'action des puissances irritantes, il faut tenir compte non seulement de la force intrinsèque de ces dernières, mais encore des propriétés vitales des organes avec lesquels elles se trouvent en contact ; on doit en outre faire attention à la nature de l'affection morbifique. C'est pour cette raison qu'il n'y a pas lieu d'être surpris si les effets sédatifs du tartrate antimonié de potasse paraissent dépendre d'une iritation ; car personne n'ignore que ce sel devient un excellent anti-irritant, lorsqu'on le prescrit dans l'intention d'évacuer les matières indigestes, âcres et corrompues, qui fomentent l'irritation.

147. Le professeur Bondioli pense que l'action irritante consiste dans une tendance à détruire l'intégrité des fibres et des tissus vivans, et qu'elle est caractérisée par les mouvemens organiques que cette tendance provoque. M. Rubini fait observer à cette occasion qu'une goutte d'eau, dont la présence irrite et titille (1) avec véhémence la trachée-artère, ne présente aucune tendance à produire

----

(1) Il n'y a rien de plus innocent que l'eau ; cependant, que quelques gouttes de ce liquide viennent à tomber dans la trachée-artère, elles produisent une irritation très forte et un excitement de tous les muscles qui concourent à la respiration. On conçoit, d'après cela, que de pareils effets ne dépendent pas d'une propriété intrinsèque de l'eau, mais qu'ils tiennent bien certainement à la structure particulière de la trachée-artère, et à la sensibilité exquise dont cette partie de corps est douée. Le même raisonnement peut s'appliquer à l'action d'une foule d'autres médicamens.

des désorganisations : au contraire, ajoute-t-il, les alcalis, qui sont des excitans (1), et le calorique, qui est la puissance la plus amie de la vie (108 et suiv.), détruisent et désorganisent les tissus avec plus de promptitude et d'énergie que toute autre puissance. Or, comme les stimulans les plus actifs peuvent devenir des irritans extrêmement nuisibles, les professeurs Fanzago (2) et Rubini (3) ont établi sagement que les puissances irritantes agissent autrement que les stimulantes, parce qu'elles ne possèdent point une action naturelle et salutaire, et qu'on doit par conséquent les considérer comme des stimulans *insolites* et *disharmoniques* (4). Quoique cette distinction établie entre les stimulans et les puissances irritantes, ne me paraisse pas encore satisfaisante, elle est cependant

---

(1) L'usage des alcalis énerve les tissus, dissout le sang, et détruit la substance irritable, comme je l'ai remarqué à la suite de l'usage inconsidéré du savon et de l'acétate de potasse mal préparé.

(2) *Giornale di medicina pratica* de Brera, 1812, fasc. 111.

(3) *Storia d'una pulsazione prodotta da idatidi.*

(4) Avant de décider si cette distinction peut être utile, il faudrait commencer par prouver qu'il est possible de la faire dans la pratique. Les Italiens ont évidemment établi une limite imaginaire entre le plus haut et le plus faible degré de l'action des irritans. Si l'on voulait signaler toutes les nuances de cette action, il faudrait en admettre non pas deux seulement, mais bien autant qu'il y a de

fort utile pour se former au premier aperçu une juste idée des effets que peuvent produire les divers agens qui viennent à se trouver en rapport et en contact avec l'organisme animal.

148. On doit cependant convenir qu'il est difficile d'établir une limite bien tranchée entre les puissances stimulantes et les puissances irritatives, d'autant plus que, pour s'expliquer d'une manière plus positive, on peut dire que les premières produisent de l'excitement, tandis que les autres dérangent, pervertissent et diminuent l'action nerveuse et la vigueur naturelle, ce qui peut donner lieu à la diathèse d'irritation. On pourrait ajouter en outre, qu'autant il y a d'irritans, autant aussi on doit compter de stimulans, et qu'ils se montrent différens à raison de la diversité qui existe dans l'excitabilité. Ainsi, par exemple, le sang stimule les vaisseaux capillaires et le cœur, et des principes âcres, mêlés en grande quantité avec lui, peuvent irriter ces mêmes organes. Beaucoup de corps dont l'impression se porte sur les extrémités des nerfs, agissent sur l'excitabilité nerveuse comme stimulans ou excitans; mais les mêmes,

---

corps susceptibles d'agir sur les innombrables variétés individuelles de l'irritabilité. On finirait ainsi par retomber dans les subtilités de Galien sur la manière d'agir des médicamens, subtilités que l'Arabe Alkhendi a poussées jusqu'au ridicule. (*Note des trad.*)

(240)

ou d'autres semblables, peuvent devenir irritans
(90 et suiv.). Pareillement les causes qui exercent
une action stimulante sur l'excitabilité cérébrale,
à l'occasion de diverses mutations, peuvent irriter.
Le même phénomène s'observe enfin dans le canal
intestinal, qui peut être stimulé naturellement par
les alimens, par les sucs gastriques et intestinaux,
par la bile ou autres humeurs semblables, et irrité,
soit par ces mêmes substances, pour peu qu'elles
s'altèrent, soit par des vers ou quelque autre cause
analogue.

149. En partant de pareilles principes, on pourrait utilement distinguer les affections morales en
excitantes et irritantes (1); car il n'y a point de doute
que les premières ne donnent plus souvent lieu à
des excitemens naturels, et au bien-être de l'excitabilité nerveuse, qui font que toutes les fonctions
s'exécutent avec l'énergie nécessaire; au contraire,
les passions irritantes, telles que la colère, la jalou-
sie, l'envie, la fureur, la tristesse, inquiètent, dérangent et tourmentent pour ainsi dire l'excitabilité nerveuse; et quoiqu'il n'en résulte pas d'excitement, néanmoins, en troublant les fonctions du
sensorium, elles donnent naissance aux phénomènes de l'irritation (90). Par conséquent, lorsque
ces affections morales irritantes s'amortissent, le

____

(1) Turina, *Pathologiæ, Hygiines et Semiotices In-
stitutiones*, page 389.

trouble nerveux s'apaise aussi, et avec lui les conséquences qui en découlaient nécessairement. On
conçoit d'après cela pourquoi les maladies qui proviennent d'une pareille source, sont si rebelles et
si difficiles à guérir, car il n'est pas toujours possible d'enlever et de détruire les causes morales,
véritablement *insolites* et *disharmoniques*, qui sont
l'origine de la diathèse irritative.

150. De tout ce qui précède, il résulte, ce me
semble, que les mots *irritation*, *diathèse irritative*
et *puissances irritantes*, sont à peu près sujets aux
mêmes inconvéniens que j'ai relevés par rapport aux
expressions de *diathèse hypersthénique* et *hyposthénique*, et de *puissances stimulantes* et *contre-stimulantes*. Si je ne me trompe pas, il est démontré
avec précision et clarté, que la faiblesse et l'excès de
vigueur dépendent également tous deux des conditions dans lesquelles se trouve l'organisme, et que
souvent un même principe peut être la source
d'états morbifiques entièrement opposés. On est
fondé à en dire autant des agens stimulans et débilitans, qui se montrent tels, suivant qu'ils agissent dans certaines circonstances, et sur des parties
construites de manière à permettre qu'ils puissent
donner lieu aux phénomènes indiquant, soit l'augmentation, soit la dépression des forces. Cependant, si l'on réfléchit sérieusement sur les phénomènes de l'irritation et sur l'action des puissances
irritantes, on s'apercevra que ces dernières doivent

en outre différer, selon qu'elles se trouvent en contact avec des parties qui présentent une texture différente , et qui sont composées d'élémens diffé-rens. Par conséquent l'irritation , c'est-à-dire l'action irritative, 1°. peut être cause de la *phlogose*, ou du *surexcitement vasculaire*, lorsqu'elle attaque des parties formées de réseaux vasculaires , comme il arrive , par la voie du *principe contagieux de la coqueluche*, toutes les fois que ce principe irrite la surface interne des bronches et des canaux aérifères. 2°. Elle peut donner lieu à une *simple impression morbide*, et exciter la toux , ainsi que le ferait une petite goutte de l'eau la plus pure , mais plus sûrement encore un fluide âcre et irritant , seulement parce qu'elle attaque les extrémités des nerfs pneumo-gastriques disséminées au sein de ces parties. Le même effet sera produit aussi par le principe contagieux de la coqueluche, lorsqu'il agira dès l'origine sur les mêmes parties , si toutefois il est permis d'établir une pareille distinction en médecine pratique. 3°. Enfin l'irritation peut causer *dans le système nerveux un trouble et une faiblesse* suivis de fièvre irritative, c'est-à-dire de *surexcitement cardiaque*, toutes les fois qu'à raison de la manière particulière d'agir de la cause irritante, et même de l'action irritante de la phlogose, les nerfs pneumogastriques sont fortement impressionnés , de manière que l'irritation étant transmise par eux au *sensorium*, on voit succéder les phénomènes mor-

(243)

bides en question , ainsi que je l'ai amplement
expliqué ailleurs.

151. On peut déduire de là que tous les principes
contagieux n'exercent point une action semblable.
En effet, le professeur Brera (1) a suffisamment
démontré que celui de la coqueluche est doué de
la propriété irritante, en s'étayant d'observations
exactes, corroborées par des raisonnemens solides.
Quelques autres principes contagieux qui présentent beaucoup de points d'analogie avec celui-là ,
paraissent n'en point différer non plus sous le rapport de leur manière d'agir. Mais il est de notre
devoir d'avouer que plusieurs, comme, par exemple , le variolique, le pétéchial et le pestilentiel ,
agissent d'une manière assez différente. En effet, si
l'on porte son attention sur la série des phénomènes
qui se développent à la suite de l'infection dépendante de ces principes, on voit clairement qu'ils sont
pour la plupart absorbés, de manière que, venant
ensuite à attaquer le *sensorium*, ils troublent son action, et donnent premièrement lieu à des symptômes nombreux de faiblesse manifeste, qui font
qu'on devrait bien plutôt les ranger parmi les puissances débilitantes. On peut étendre ces réflexions
à d'autres principes de même nature , et à un grand
nombre de puissances irritantes

---

(1) Dans son *Commentario medico-pratico della tosse
convulsiva.*

CHAPITRE V.

De la nécessité d'admettre une classe distincte de médicamens spécialement propres à modérer, corriger et régulariser l'excitabilité.

152. Si Brown était demeuré conséquent aux maximes fondamentales de la doctrine qu'il avait établie, ou, au moins, s'il avait fait des réflexions plus approfondies sur les conséquences qui doivent nécessairement être déduites de ces principes, il aurait donné lui-même une plus grande extension à sa matière médicale, qu'on a dans tous les temps regardée comme trop restreinte. Un pareil travail. devait au moins être entrepris par quelqu'un de ses nombreux sectateurs. En effet, le professeur Rasori. ne tarda pas à se distinguer entre ces derniers, en démontrant que, parmi les différens agens qui possèdent quelque action sur l'organisme animal, la plupart, comme nous l'avons fait voir, loin de jouir d'une propriété stimulante, manifestent une action diamétralement opposée, à laquelle il voulait, en conséquence, qu'on donnât le nom de *contre-stimulante.* Un tel pas fait en thérapeutique, quoi qu'il prouvât avec quelle légèreté Brown s'était conduit en examinant les vertus des diverses substances médicamenteuses, ouvrit la voie pour expliquer d'une manière satisfaisante et mieux rai-

sonnée les effets qu'on voit journellement résulter de l'application de ces substances.

153. Dans l'opinion du fondateur de la doctrine de l'excitabilité, les maladies ne sont autre chose que des excitemens morbides ; mais tous ces excitemens, ainsi que je l'ai développé dans un autre endroit, sont les résultats de l'excitabilité et des stimulus. C'est par cette raison qu'on a beaucoup de peine à comprendre pourquoi Brown et ses sectateurs se sont attachés uniquement à la recherche des causes susceptibles de diminuer ou d'accroître la force stimulante qui concourt à maintenir l'excitement naturel, et ont, de cette manière, négligé l'élément principal, c'est-à-dire l'excitabilité. En conséquence de cette manière de procéder à la recherche des moyens les plus convenables pour combattre les affections morbifiques, on n'a jamais songé à examiner si les altérations que les excitemens morbifiques présentent, ne pourraient pas toutes devoir leur origine et leur existence aux vices et aux altérations d'une propriété qu'on reconnaît être si nécessaire dans les autres opérations de la vie.

154. D'un autre côté, il convient d'avouer que cette omission de la part des browniens est dérivée en partie de l'aspect sous lequel on a considéré l'excitabilité, ce qui a conduit à établir qu'elle ne pouvait s'éloigner de l'état normal que de deux manières différentes et opposées, c'est-à-dire

en se trouvant accumulée, ou en s'épuisant. On
s'épargna ainsi la peine de chercher quelles étaient
les mutations qu'éprouvait la substance excitable
dans ces circonstances différentes. Cet inconvénient
résulta de ce qu'on considérait l'excitabilité d'une
manière trop abstraite, et de ce qu'on n'avait pas
assez étudié les rapports qui existent entre elle et
les substances excitables, en un mot, entre l'effet et
la cause, qui est l'organisme. S'attachant toujours
ainsi à des notions trop superficielles, on crut que
les seuls stimulans suffisaient pour remédier aux
désordres que j'ai signalés plus haut. En conséquence, on enseigna qu'au moyen de ces substances
on pouvait diminuer l'excitabilité accumulée, et la
réduire à son état normal, quoique, d'après les
maximes reçues, cette excitabilité dût s'accumuler
de nouveau par la soustraction graduelle des excitans, lorsqu'elle avait été trop épuisée. Mais on
ne tarda point à sentir qu'une pareille manière
d'envisager l'action des médicamens était par trop
arbitraire. Ce point de doctrine, qui est peut-être
la partie la plus faible de tout le brownisme, fit
naître un grand nombre d'opinions dissidentes,
dont les fauteurs se disputèrent avec beaucoup d'ai-
greur, relativement au moyen de porter remède à
la faiblesse indirecte qu'on croyait dépendre de
l'épuisement trop considérable de l'excitabilité. (1)

____

(1) M. Broussais s'est élevé au-dessus de toutes ces dis-

155. En suivant la manière dont j'ai démontré qu'on doit procéder, lorsqu'on se livre à la recherche de la nature de l'excitabilité, ou, pour mieux dire, des propriétés dont jouissent les diverses substances excitables, on parviendra bien mieux à connaître l'action absolue et réelle que les médicamens exercent sur l'organisme, et on se formera une idée plus exacte des modifications que peuvent éprouver les divers élémens de l'excitabilité. En effet, beaucoup de corps, qu'on a pendant long-temps considérés comme des stimulans très énergiques, ne produisent aucun excitement, ainsi que je l'ai fait voir, quoiqu'ils provoquent des modifications telles, dans les élémens des substances excitables, que l'irritabilité de ces dernières se trouvant aussi modifiée, il résulte de là des modifications dans les excitemens. Parmi ces corps, on doit principalement ranger le calorique, le fluide électrique, le fluide galvanique, le fluide nerveux, le gaz oxigène, l'écorce du Pérou, et autres semblables toniques ou corroborans. De même, quoiqu'on ne connaisse point encore la manière d'agir d'un grand nombre de substances qui ont reçu le nom de *contre-stimulantes*, néanmoins, si l'on y réfléchit bien, on verra que cette dénomination peut seule leur con-

---

cussions, en prouvant que la prétendue faiblesse indirecte n'est que le phénomène apparent d'une irritation latente.

(*Note des trad.*)

venir, en tant qu'elles sont capables de produire, dans les substances excitables, des changemens tels, que, l'excitabilité se trouvant corrigée, les excitemens qui se manifesteront à la suite de leur application seront plus faibles.

156. A l'appui de ce que j'avance vient l'observation journalière, d'où il résulte que l'impression d'un grand nombre des substances en question se porte principalement sur le système nerveux, dont elle modifie l'action, qui doit être, sous un certain rapport, considérée comme élément essentiel de l'excitabilité (115). Il est donc clair, d'après tout ce que j'ai dit, qu'on doit admettre une classe de médicamens aptes à corriger l'excitabilité; mais comme cette propriété peut être altérée de plusieurs manières différentes, il ne paraît pas moins évident que cette classe doit comprendre de nombreuses subdivisions.

157. Les réflexions que j'ai faites, en démontrant que la thérapeutique a marché beaucoup plus lentement que les autres parties de la médecine, expliquent en même temps pourquoi il est si difficile de contribuer d'une manière solide et réelle à son avancement, quoique ce soit pourtant là le but final des anatomistes, des physiologistes et des pathologistes. Cependant les difficultés énormes que nous rencontrons à chaque pas, lorsqu'il s'agit d'établir les vertus positives et absolues d'un si grand nombre de médicamens, qui bien qu'encore

trop obscures pour nous, n'en exercent pas moins une influence manifeste sur l'organisme vivant, ces difficultés ne dépendent pas seulement du manque de notions bien justes sur la force propre et intrinsèque des agens médicinaux, mais encore des effets différens qu'ils produisent à raison de la diversité que présentent dans leur structure les organes qu'on met en rapport avec eux (1). D'après cela, les perfectionnemens que tous les médecins désirent avec tant d'ardeur de voir apporter à la thérapeutique, dépendront en grande partie des découvertes qu'on fera désormais dans l'anatomie délicate, dans la physiologie et dans la pathologie, combinées sagement avec les connaissances qu'on acquerra sur la nature intime de toutes les choses qui peuvent exercer quelque influence sur l'économie animale.

------

(1) Il y a déjà long-temps que j'ai annoncé ces importantes vérités (*Analys. adumbr. hum. corp. fabr.* 1817, pages 5, 18, et 8, 9, 19). Elles commencent à être généralement reconnues aujourd'hui. En effet, M. Barbier établit sagement une distinction entre la propriété active et essentielle des médicamens, et la faculté qu'ils possèdent relativement à leur manière de faire réagir les tissus organiques. (Voyez son *Traité élémentaire de matière médicale*. Paris, 1817.)

CONCLUSIONS.

158. Il me paraît qu'à l'appui des doctes travaux publiés sur la même matière, et parmi lesquels brillent certainement au premier rang ceux de MM. les professeurs Canaveri et Scavini, on peut tirer les conclusions suivantes des discussions qui forment l'objet de ce livre.

I. Que jusqu'à ce jour on a parlé de l'excitabilité d'une manière trop confuse ; car on l'a supposée une propriété inhérente à tout le corps, c'est-à-dire à toute fibre vivante, expression vague, et qui ne repose ni sur les notions que fournit l'anatomie, ni sur celles que nous devons à la physiologie.

II. Que cette confusion est provenue de ce qu'on a envisagé l'excitabilité d'une manière trop abstraite, c'est-à-dire sans faire aucune attention à la matière qui lui sert de base, laquelle matière n'étant pas toujours de même nature, exige la connaissance des diverses substances excitables.

III. Que, dans tous les actes dynamiques, on aperçoit deux sortes de phénomènes ou de mouvemens bien distincts les uns des autres ; car les uns sont simplement les résultats du rapprochement mutuel des molécules dont les diverses substances se trouvent composées, tandis que les autres, au contraire, sont des effets de portions de machines, unies et combinées ensemble avec plus ou moins

d'art, comme on l'observe dans les différens organes de tous les êtres vivans.

IV. Que par conséquent on doit appeler les
premiers mouvemens *moléculaires*, et les autres
mouvemens *organiques*.

V. Que ces excitemens ou mouvemens, si différens les uns des autres, tirant nécessairement leur
origine d'une excitabilité, ou, pour mieux dire,
d'un corps ou substance excitable, l'excitabilité doit,
par suite, être distinguée en *moléculaire* et en *organique*, puisqu'elle ne peut être autre chose qu'une
propriété dépendante ou de l'action moléculaire
des diverses substances, ou de la disposition particulière des parties qui forment un organisme
distinct.

VI. Que l'excitabilité ou mobilité moléculaire
doit pareillement être distinguée d'après la nature
diverse des substances excitables, les différences
qui existent tant entre les élémens qu'entre les effets
de ces substances, étant trop grandes pour qu'on
puisse se dispenser d'en agir ainsi.

VII. Qu'il paraît plus nécessaire encore d'établir
la même distinction par rapport à l'excitabilité organique, puisqu'il y a des différences bien plus considérables entre les divers organismes qui accomplissent,
au moyen de propriétés distinctes, des excitemens,
ou, pour mieux dire, des fonctions si diversifiées.

VIII. Qu'en distinguant les excitemens d'après
les mêmes principes, on acquiert des idées plus

justes sur les divers états dynamiques morbides, qui ne sont pour la plupart que des excitemens ou diminués, ou accrus, ou pervertis.

IX. Que cependant, pour atteindre le but avec quelque précision, il est nécessaire de soumettre à une analyse plus exacte qu'on ne l'a fait jusqu'à ce jour, les diverses substances, les divers organismes, leurs propriétés, et toutes les puissances naturelles ou nuisibles, c'est-à-dire qu'il convient de connaître et d'examiner les élémens en particulier, ce qui mettra les médecins à même de mieux apprécier l'action médicamenteuse d'un grand nombre de corps dont on a coutume de faire usage dans le traitement des maladies.

X. Je conclurai toutefois, à ce dernier égard, que nos connaissances touchant les propriétés des agens pharmacologiques, étant encore peu avancées, je n'ai pu mettre sous les yeux de ceux qui n'aiment pas à être guidés par un empirisme aveugle au lit du malade, qu'un petit nombre de réflexions, qui me semblent fondées, sur plusieurs de ces agens. Ces réflexions pourront ouvrir la voie, et engager les médecins à mieux observer l'action, non seulement des substances médicamenteuses, mais encore de tous les agens qui assaillissent l'organisme de tant de manières différentes, suivant qu'ils se trouvent en relation avec des parties diversement constituées.

XI. J'ajouterai, en terminant, que quoique la

doctrine de l'excitabilité, telle qu'elle est présentée
dans cet ouvrage, embrasse presque toutes les
branches de la médecine, et soit appuyée sur les
notions les plus positives qu'on peut tirer de l'anatomie, de la physiologie, de la pathologie, et
même de la thérapeutique, il y a cependant encore
beaucoup de faits dans l'examen desquels elle cesse
de nous guider, beaucoup de connaissances importantes qui nous manquent. C'est pourquoi je
pense depuis long-temps qu'on finira par établir
un système plus complet de notions médicales,
lorsqu'on suivra une méthode plus naturelle, celle,
par exemple, qui consiste à examiner séparément
toutes les substances, les organes, les appareils et
les systèmes (1), comme je l'indique dans mes tableaux physiologico-pathologiques, dont l'objet est
de tracer l'esquisse de l'état naturel et maladif des
divers organes du corps humain. On conçoit effectivement qu'en allant à la recherche de l'*origine* et
de la *formation* des divers organes, on acquerra
des notions plus exactes sur les *élémens* dont ils
sont composés, et aussi sur leur *structure*. D'après
cela, on connaîtra mieux leurs diverses *propriétés*
qui, combinées avec l'action des différentes *puissances naturelles*, donneront une entière explication de tous les phénomènes qui constituent les

______

(1) Voyez *Hum. corp. fabr. analys. adumbr.*

diverses *fonctions*. Comme celles-ci sont sujettes à une infinité d'altérations, en ayant égard à la manière d'agir des diverses *causes* ou *puissances nuisibles*, on s'efforcera d'acquérir des idées exactes et positives sur les *élémens* et sur la *nature* des diverses *maladies*, afin de pouvoir procéder d'après une méthode plus rationnelle, lorsqu'on entreprendra de les guérir.

FIN.

TABLE DES MATIÈRES.

PREMIÈRE PARTIE.

CHAPITRE Ier.

CHAPITRE III.

CHAPITRE IV.

DEUXIÈME PARTIE.

CHAPITRE Ier.

CHAPITRE II.

CHAPITRE III.

CHAPITRE IV.

CHAPITRE V.

FIN DE LA TABLE.

DE L'IMPRIMERIE DE CRAPELET.

TABLEAU DES DIFFÉRENTES ESPÈCES D'EXCITABILITÉ ET D'EXCITEMENT.

L'EXCITABILITÉ est une propriété en vertu de laquelle les corps organisés vivans, et les diverses substances dont ils sont composés, acquièrent l'aptitude à la vie et aux mouvemens.

Ses ÉLÉMENS sont : le calorique, le fluide électrique, le fluide nerveux dans beaucoup de corps vivans, les molécules des substances organiques végétales et animales, et une substance appropriée.

Elle a pour SIÈGE tous les corps organisés vivans, et les substances dont ils sont composés, ce qui fait qu'on doit la distinguer en *moléculaire* et *organique*.

SIMPLE ou MOLÉCULAIRE,

dont l'essence consiste en une situation adaptée et convenable de molécules de nature diverse, ce qui fait qu'on peut la distinguer en

	ÉLÉMENS.	SIÈGE.	STIMULUS.	EXCITEMENT NATUREL.	EXCITEMENT MORBIDE.
CELLULAIRE.	Calorique, fluide nerveux, galvanique ou électrique, molécules de substance cellulaire.	Tissu cellulaire et les substances composées de ce tissu et d'autres principes qui en altèrent les propriétés, c'est-à-dire les tendons, les cartilages, les os, etc.	Calorique, fluide électrique, fluide nerveux, qui, quoiqu'ils n'agissent pas comme stimulus, sont cause de mouvemens moléculaires.	Constriction et dilatations lentes, peu sensibles, en vertu du rapprochement lent des molécules.	*N. B.* Il ne me paraît pas que nous ayons de connaissances suffisantes pour établir la nature des excitemens morbides propres à chaque substance en particulier.
MUSCULAIRE.	Calorique, fluide galvanique, électrique et nerveux, et spécialement molécules de substance musculaire.	Toutes les fibres ou faisceaux des organes musculaires.	Le fluide nerveux pour les muscles, le sang pour les fibres du cœur, les alimens, etc.	Contraction instantanée, forte, visible, résultat d'un rapprochement subit des molécules, qui fait que les fibres musculaires se raccourcissent.	
NERVEUSE.	Les fluides impondérables susdits, et des molécules de substances musculaires.	La moelle épinière et tous les nerfs.	Le contact d'une infinité de corps avec les nerfs.	Transmission par les nerfs des impressions faites par les corps sur leur extrémité. Ce doit être un mouvement moléculaire analogue à celui par lequel les molécules des corps transmettent les sons.	
CÉRÉBRALE.	Les fluides impondérables susdits, et des molécules de la substance médullaire des hémisphères du cerveau, différente de la pulpe des nerfs.	Les fibres médullaires des hémisphères et de beaucoup de parties que ceux-ci renferment, peut-être aussi celles d'autres organes cérébraux.	Foyer ce qui concerne les stimulus de l'excitabilité cérébrale organique.	Contractions des fibres des hémisphères, probablement analogues aux musculaires, quoique ce ne soit pas une chose suffisamment démontrée.	

COMPOSÉE ou ORGANIQUE,

qui résulte de l'excitabilité moléculaire, ou de substances excitables disposées d'après un mécanisme particulier, d'où résulte une organisation douée d'une activité spéciale, et apte à l'exercice de fonctions particulières.

	ÉLÉMENS.	SIÈGE.	STIMULUS.	EXCITEMENT NATUREL.	EXCITEMENT MORBIDE — DIMINUÉ.	EXCITEMENT MORBIDE — AUGMENTÉ.	EXCITEMENT MORBIDE — PERVERTI.
VASCULAIRE.	Excitabilité cellulaire, toile cellulaire avec structure vasculaire, quelquefois avec des nerfs, qui lui servent de régulateurs.	Tous les vaisseaux capillaires, ou les organes qui en sont composés.	Le sang et les diverses humeurs.	Contractions des vaisseaux par lesquelles s'opère la circulation des humeurs dans les corps vivans pourvus d'un cœur, et celle du sang dans les capillaires des plus parfaits. Eréthisme de l'iris, de la face et des corps caverneux.	Diminution de l'excitement naturel, d'où résultent la faiblesse et la langueur dans tous les vaisseaux capillaires.	L'inflammation, l'accroissement des sécrétions. Priapisme. Eréthisme des capillaires du cerveau, cause des maladies nerveuses.	L'excitement peut donner lieu à des conditions pathologiques qui constituent ce qu'on appelle l'irritation ou diathèse irritative. Cet état n'est cependant encore bien défini, [on] ne peut pas dire non plus que les vaisseaux capillaires y soient sujets. Quelquefois la 6.e [espèce] dépend d'irritations excès primitivement [dans] les nerfs. Il semble aussi exister des maladies causées [par] un simple excitement nerveux. Mais toutes ces affections ne peuvent être rendues intelligibles en peu de mots : c'est ce que je les développerai ailleurs.
CARDIAQUE.	Excitabilité musculaire, fibres de la même nature, nerfs cardiaques, et structure vasculaire, comme le démontre l'origine de l'organe qui en est le siège.	Le cœur.	*Idem.*	Contractions du cœur, qui chassent le sang dans tous les vaisseaux.	Contractions languissantes des ventricules du cœur, par conséquent circulation lente et faible, syncope, etc.	Mouvemens ou contractions des ventricules du cœur plus forts et plus fréquens, c'est-à-dire fièvre produite, par un stimulus, par l'accroissement de l'excitabilité.	
INTESTINALE.	Excitabilité musculaire et cellulaire, nerfs pneumo-gastriques, branches de l'intercostal, et structure tubulaire.	Le canal intestinal.	Les alimens, la salive, les sucs gastrique, entérique, pancréatique; la bile et les excrémens.	Mouvement péristaltique, rumination dans les animaux.	Mouvement péristaltique diminué, nausées, vomissemens par causes débilitantes, et constipation.	Vomissement, diarrhée, lienterie, dysenterie, qui supposent un excitement morbide des capillaires de ces parties.	
NERVEUSE.	Excitabilité moléculaire nerveuse, nerfs, fluide nerveux, muscles excitables, structure telle que de nombreux filets, c'est-à-dire les nerfs, tirent tous leur origine d'un seul point, qui forme le *sensorium*.	Le système nerveux, mais principalement le *sensorium*.	Tous les corps qui agissent sur les extrémités des nerfs, et l'empire de la volonté.	Il résulte de mouvemens et d'actions fort composés et peu connus, qui se passent dans le *sensorium*, et donnent lieu à la transmission du fluide nerveux aux muscles, par suite de laquelle arrive l'excitement musculaire ou la locomotion.	Langueur, lassitude, mouvemens ralentis, paralysie.	Spasmes, convulsions, épilepsie, tétanos, et autres accidens semblables.	
CÉRÉBRALE.	Excitabilité cérébrale moléculaire analogue à la musculaire, et structure encore plus obscure, résultant de la disposition des fibres des hémisphères.	Les hémisphères du cerveau, et les parties qu'ils renferment.	Les impressions reçues par le *sensorium* et par les nerfs, les idées, la volonté.	Mouvemens cérébraux peu connus, obscurs, qui semblent servir à manifester les opérations intérieures de l'âme. Sommeil.	Idiotisme, sopeur, apoplexie, et autres affections comateuses semblables.	Délire, folie, mélancolie, avec une infinité de modifications de ces affections, qui sont peu connues, à cause de l'ignorance où nous sommes des élémens de cette espèce d'excitabilité, de son siège, de ses stimulus et de son excitement naturel.	

TABLEAU PHYSIOLOGIQUE ET PATHOLOGIQUE DU SYSTÈME NERVEUX.

	ORIGINE, FORMATION ET SITUATION.	ÉLÉMENS.	STRUCTURE.	PROPRIÉTÉS.	PUISSANCES NATURELLES.	OPÉRATIONS ou FONCTIONS.	PUISSANCES SENSIBLES.	MALADIES, ou FONCTIONS MORBIDES.
SENSORIUM ou MOELLE ALLONGÉE.	[illegible]	[illegible]	[illegible]	[illegible]	[illegible]	[illegible]	[illegible]	[illegible]
MOELLE ÉPINIÈRE.	[illegible]	[illegible]	[illegible]	[illegible]	[illegible]	[illegible]	[illegible]	[illegible]
NERFS.	[illegible]	[illegible]	[illegible]	[illegible]	[illegible]	[illegible]	[illegible]	[illegible]
HÉMISPHÈRES.	[illegible]	[illegible]	[illegible]	[illegible]	[illegible]	[illegible]	[illegible]	[illegible]
CERVELET.	[illegible]	[illegible]	[illegible]	[illegible]	[illegible]	[illegible]	[illegible]	[illegible]
ORGANES soumis à la volonté. — Larynx	[illegible]	[illegible]	[illegible]	[illegible]	[illegible]	[illegible]	[illegible]	[illegible]
ORGANES DE LA LOCOMOTION	[illegible]	[illegible]	[illegible]	[illegible]	[illegible]	[illegible]	[illegible]	[illegible]
ŒIL formé de parties — EXTERNES — Paupières	[illegible]	[illegible]	[illegible]	[illegible]	[illegible]	[illegible]	[illegible]	[illegible]
ŒIL — EXTERNES — Voies lacrymales	[illegible]	[illegible]	[illegible]	[illegible]	[illegible]	[illegible]	[illegible]	[illegible]
ŒIL — INTERNES — Globe de l'œil	[illegible]	[illegible]	[illegible]	[illegible]	[illegible]	[illegible]	[illegible]	[illegible]
ORGANES DES SENS. — OREILLE formée du — Pavillon	[illegible]	[illegible]	[illegible]	[illegible]	[illegible]	[illegible]	[illegible]	[illegible]
OREILLE — Tympan	[illegible]	[illegible]	[illegible]	[illegible]	[illegible]	[illegible]	[illegible]	[illegible]
OREILLE — Labyrinthe	[illegible]	[illegible]	[illegible]	[illegible]	[illegible]	[illegible]	[illegible]	[illegible]
NEZ formé des narines — Externes	[illegible]	[illegible]	[illegible]	[illegible]	[illegible]	[illegible]	[illegible]	[illegible]
NEZ — Internes	[illegible]	[illegible]	[illegible]	[illegible]	[illegible]	[illegible]	[illegible]	[illegible]
LANGUE	[illegible]	[illegible]	[illegible]	[illegible]	[illegible]	[illegible]	[illegible]	[illegible]
PEAU	[illegible]	[illegible]	[illegible]	[illegible]	[illegible]	[illegible]	[illegible]	[illegible]

Row-label margin: SYSTÈME NERVEUX composé de …

TABLEAU PHYSIOLOGIQUE ET PATHOLOGIQUE DE L'APPAREIL ALIMENTAIRE.

APPAREIL ALIMENTAIRE provenant du *sacculus vitellinus* (Baileri), et composé des organes ci-après.

L'ORIGINE ET LA FORMATION DE TOUS CES ORGANES SONT BEAUCOUP PLUS COMPLIQUÉES ET SECONDAIRES.

Organes	Élémens	Structure	Propriétés	Puissances naturelles	Opérations ou fonctions	Puissances nuisibles	Maladies, ou fonctions morbides
ORGANES DE LA MASTICATION — Lèvres	Muscles, nerfs, vaisseaux, téguments, membrane nerveuse.	Les muscles viennent, des différens points de leur insertion, se confondre dans la circonférence des lèvres, et celles-ci sont ensuite couvertes en dehors par la peau, en dedans par la membrane nerveuse.	Mobilité musculaire et sensibilité.	Alimens, impressions particulières et fluide nerveux.	Les lèvres concourent à la mastication, et servent à la parole, ainsi qu'à sucer et à siffler.	En altérant les opérations naturelles des différens organes, leur action donne lieu aux maladies. L'examen de ces causes exige de longs développemens, parce qu'elles sont nombreuses, et que leur manière d'agir varie beaucoup.	Ces parties sont sujettes à la paralysie et à d'autres lésions organiques. Il se manifeste des aphthes à leur face interne.
Dents	Follicules, vaisseaux, substance cellulaire et osseuse.	Le germe de chaque dent contient la substance cellulaire, qui devient en partie osseuse, et se couvre de la portion vitrée, située hors de l'alvéole.	Dureté, résistance et sensibilité particulière.		Elles servent à triturer les alimens.		Odontalgie, carie et accidens de la dentition, surtout chez les enfans.
Gencives	Tissu spongioso-vasculaire, membrane nerveuse.	Elles n'ont pas d'autre structure que le tissu spongioso-vasculaire, uni intimement avec la membrane nerveuse.	Mobilité vasculaire.	Le sang.	Elles maintiennent les dents dans leurs alvéoles.		Scorbut local, par défaut d'action des vaisseaux capillaires; fongosités et affections semblables.
Glandes salivaires	Vaisseaux et conduits.	La réunion des petits vaisseaux forme les lobules, d'où partent les racines des conduits salivaires.	Mobilité vasculaire.	Le sang.	Elles sécrètent la salive, qui est versée dans la bouche et se mêle avec les alimens.		Parotides, ptyalisme ou salivation morbide, induration, calculs, etc.
Mâchoire inférieure	Muscles, os, vaisseaux et nerfs.	Les muscles, par le moyen de leurs points d'insertion, constituent un mécanisme en vertu duquel la mâchoire inférieure se meut dans diverses directions.	Mobilité musculaire.	Le fluide nerveux.	Elle agit dans les divers mouvemens nécessaires à la mastication et à l'exercice de la parole.		Paralysie et lésions qui en dépendent.
ORGANES DE LA DÉGLUTITION — Voile du palais	Muscles, nerfs, membrane nerveuse, glandes.	Il dépend de la disposition particulière des muscles, de laquelle résulte une cloison pendante, qui sépare la partie antérieure de la bouche de la postérieure.	Mobilité musculaire.	Le fluide nerveux.	Il sert à la déglutition et à l'exercice de la parole.		Angine, paralysie, lésions organiques.
Pharynx	Idem.	La membrane nerveuse forme un sac comme renforcé à l'extérieur par plusieurs muscles.	Mobilité musculaire.	Le fluide nerveux et les alimens.	Il agit sur les alimens dans l'acte de la déglutition, qui s'opère par la contraction successive des différentes couches musculaires.		Angine, dysphagie, paralysie, aphthes, lésions organiques.
Oesophage	Idem.	La membrane forme au canal, couvert extérieurement de fibres musculaires, qui commence au pharynx, et se termine à l'estomac.	Mobilité musculaire.	Les alimens.	Au moyen des contractions de ces fibres, il transmet l'aliment du pharynx dans l'estomac.		Dysphagie, lésions organiques, aphthes.
ORGANES DE LA DIGESTION — Estomac	Fibres musculaires, membrane nerveuse, villeuse et péritonéale, nerfs intercostans et pneumo-gastriques, vaisseaux.	Réservoir considérable formé par la membrane nerveuse, couverte en dehors de fibres musculaires, et en dedans de la villeuse, qui résulte d'un tapis de vaisseaux très déliés, dans lesquels le sang vient du tronc coeliaque. Les nerfs pneumo-gastriques forment le plexus stomacal, et les intercostaux entourent les vaisseaux.	Contractilité musculaire et cellulaire. Sensibilité particulière.	Le suc gastrique. Les alimens.	Sentiment de faim, par suite duquel il reçoit l'aliment, qui est digéré par le suc gastrique, et transféré en une pulpe liquide. Cette pulpe passe peu à peu par le pylore, et descend dans le duodénum au moyen des contractions de l'estomac ou du mouvement péristaltique.		Faim canine, anorexie, indigestion, pyrosis, gastrite, squirrhe du pylore, aphthes, hématémèse, vomissement.
Intestins	Fibres musculaires, membranes péritonéale, séreuse et villeuse, formée par des vaisseaux sanguins et lymphatiques, nerfs intercostaux.	Tube ou canal tortueux, qui s'étend depuis l'estomac jusqu'à l'anus, formé des mêmes membranes que ci-dessus. L'intestin présente seulement beaucoup de plicatures ou de villosités, qui résultent de lacis de vaisseaux sanguins ou absorbans. On divise l'intestin en deux portions, le grêle et le gros.	Mobilité musculaire et cellulaire.	La bile, le suc pancréatique, les sucs intestinaux, les alimens et les excrémens.	La masse alimentaire se mêle avec la bile et le suc pancréatique. Ces deux fluides séparent les principes utiles des excrémens. Les premiers sont absorbés par les villosités, qui contiennent les orifices des vaisseaux lymphatiques. Les seconds parcourent toute la longueur du tube intestinal, chassés par les contractions ou un mouvement péristaltique, et sortent par l'anus.		Colique, entérite, diarrhée, dysenterie, méléna, hémorrhoïdes, volvulus, aphthes, constipation, lésions organiques, atrophie mésentérique, vers, etc.
ORGANES ACCESSOIRES — Foie	Artères, veines de différente nature, tissus de vaisseaux capillaires, rameaux excréteurs, nerfs et membranes.	Au lieu des artères, ce sont les veines qui apportent le sang pour la sécrétion. Celle-ci s'opère dans des lobules formées par l'extrémité de ces vaisseaux et par les racines des conduits sécréteurs, dont la réunion donne naissance au canal hépatique. Ce dernier s'unit avec celui de la vésicule biliaire, pour former le canal cholédoque, qui s'ouvre dans le duodénum.	Mobilité vasculaire.	Le sang.	La bile est séparée, dans les lobules, du sang veineux ou du sang de la veine-porte. Le sang artériel sert à l'entretien de ses propriétés. La bile passe des conduits hépatiques dans la vésicule du fiel par le canal cystique, et descend ensuite dans le duodénum par le cholédoque.		Obstructions, inflammation, hépatite, ictérite, calculs.
Rate	Artères, veines, réseaux vasculaires, nerfs et membranes propre et péritonéale.	La structure de la rate consiste en un simple tissu spongioso-vasculaire, qui reçoit le sang des artères, et le transmet aux veines.	Mobilité vasculaire.	Le sang.	Privée de conduit excréteur, ce viscère semble destiné à recevoir le sang, qui reflue de toutes les autres parties dans son tissu spongieux, et à préparer une très grande quantité de sang veineux pour la sécrétion de la bile.		Splénite, obstructions et infarctus.
Pancréas	Artères, veines, réseaux vasculaires, nerfs et conduits excréteurs.	D'un enchevêtrement de petits vaisseaux se forment les lobules, d'où sortent les racines des conduits excréteurs, lesquelles se réunissent en un seul canal, appelé pancréatique.	Mobilité vasculaire.	Le sang.	Les lobules sécrètent une liqueur analogue à la salive, et qu'on appelle suc pancréatique. Ce fluide, des ruisselets les plus déliés du canal de Wirsung, passe dans le tronc principal, qui le verse dans le duodénum.		Inflammation, obstructions, squirrhe.
ORGANES URINAIRES — Reins	Artères, tissus capillaires, conduits excréteurs, veines, nerfs et membrane propre.	Les vaisseaux capillaires forment la substance corticale; de celle-ci partent les conduits sécréteurs qui constituent la substance tubulaire, laquelle se termine par la papillaire. Celle-ci est reçue par les calices, qui, avec elle, forment le bassinet.	Mobilité vasculaire compliquée.	Le sang.	L'urine se sépare du sang dans la substance corticale, traverse les tubes de la substance tubulaire, arrive dans les calices, et descend de là dans le bassinet. La sécrétion en est plus ou moins abondante suivant l'état de la mobilité vasculaire des reins.		Diabète, hématurie, gravelle, néphrite.
Uretères	Membranes nerveuse et muqueuse interne.	Canaux qui s'étendent depuis la vessie jusqu'à la partie inférieure de la vessie, dans laquelle ils s'ouvrent.	Mobilité ou contractilité orbiculaire obscure.	L'urine.	Ils transportent l'urine du bassinet dans la vessie urinaire.		Affections organiques.
Vessie urinaire	Membranes nerveuse, muqueuse interne et péritonéale externe; fibres musculaires, artères, veines, nerfs.	Réservoir ovoïaire, dans le fond duquel on observe les ouvertures des deux uretères, et qui, par-devant, se prolonge en un col, dont le rétrécissement est l'urètre. Les fibres musculaires de la surface externe sont contractiles, et à l'extérieur on observe des bulbosités muqueuses.	Contractilité musculaire et cellulaire.	L'urine.	L'urine, qui suinte des uretères, en distend les parois. Celles-ci, par cette raison, et en outre parce que les principes serreux du fluide les irritent, se contractent; et c'est ainsi que le liquide excrémentitiel se trouve expulsé par l'urètre.		Dysurie, ischurie, paralysie, calculs ou lithiase, lésions organiques.
ORGANES REPRODUCTEURS — Internes	Vaisseaux, membranes et nerfs.	Structure glanduleuse et vasculaire.	Mobilité vasculaire.	Le sang et l'action nerveuse.	Préparation du matériaux nécessaires à la formation du nouvel animal.		Inflammation, squirrhe, hydropisie, aménorrhée, anaphrodisie, satyriasis, nymphomanie, monstruosités.
Externes	Idem.	Structure membraneuse et vasculaire.	Mobilité vasculaire.	Le sang et l'action nerveuse.			

N. B. Les organes reproducteurs, sous le rapport de leur origine, dépendent d'autant plus du système vasculaire, qu'ils se rétablissent davantage sur les organes muqueux, avec lesquels ils ont des connexions.

TABLEAU PHYSIOLOGIQUE ET PATHOLOGIQUE DU SYSTÈME VASCULAIRE.

SYSTÈME VASCULAIRE composé de :

	ORIGINE, FORMATION ET SITUATION.	ÉLÉMENS.	STRUCTURE.	PROPRIÉTÉS.	PUISSANCES NATURELLES.	OPÉRATIONS ou FONCTIONS.	PUISSANCES NUISIBLES.	MALADIES ou FONCTIONS MORBIDES.
COEUR	Il provient de deux vaisseaux capillaires, qui s'allongent, se replient, et se couvrent de fibres musculaires, en vertu de l'action des nerfs et vaisseaux cardiaques. Il occupe le médiastin inférieur.	Tunique vasculaire, fibres musculaires, ganglions, nerfs, artères, et veines cardiaques. Membrane propre et péricarde.	Il présente quatre cavités, c'est-à-dire deux oreillettes, l'une à droite, l'autre à gauche, séparées par une cloison, et communiquant, la première avec le ventricule droit, la seconde avec le ventricule gauche. A l'intérieur les ventricules sont garnis de valvules, situées tant à l'orifice des oreillettes qu'à celui des artères. Le péricarde forme un sac, dans lequel le cœur se trouve renfermé.	Mobilité musculaire, ou irritabilité réglée par les nerfs, et aptitude à recevoir et à continuer la puissance stimulante.	Le sang.	Stimulées par le sang, les parois internes des oreillettes et des ventricules se contractent, et, au moyen de leurs contractions, poussent avec plus de force et d'impétuosité dans tous les organes, par l'artère pulmonaire et par l'aorte, le sang qui est attiré par les veines.	Dont l'action altérant les opérations naturelles de ces divers organes, donne lieu aux maladies. L'examen de ces causes ne peut être renfermé dans un petit nombre de mots, parce que celui-ci... être si grand, et leur manière d'agir compliquée.	L'excitement cardiaque, ou les contractions des ventricules, peut être perverti, diminué ou accru, par un grand nombre de causes. Son accroissement produit la fièvre, qui prend diverses formes, à raison de la diversité des causes morbifiques ou de l'état des parties. Sa diminution donne lieu à la faiblesse universelle; on l'appelle syncope, quand celle-ci vient à cesser momentanément. Palpitations, anévrisme, ossification des valvules, polypes et autres lésions organiques. Inflammations.
ARTÈRES	Elles se forment par l'allongement des vaisseaux de la lame spongioso-vasculaire, pendant que le cœur pousse le sang avec force dans leur cavité. Elles existent dans toutes les parties du corps.	On n'aperçoit dans le principe que la tunique vasculaire très mince, et la tunique celluleuse placée à l'extérieur, mais entre lesquelles se forme ensuite la tunique artérielle.	Elles ont la forme de canaux, qui partent des ventricules, comme l'artère pulmonaire et l'aorte, et d'où sortent des rameaux successivement plus déliés, qui portent le sang dans les divers organes d'où elles tirent leur nom.	Élasticité et aptitude à transmettre le sang, parce que la tunique artérielle, qui n'est pas irritable, laisse ouverte une cavité dont la paroi interne est lisse.	Le sang.	La tunique artérielle n'étant pas contractile, le sang coule en vertu de l'impulsion qu'il a reçue du cœur, et dilate le tube artériel. Comme il est poussé par coulées, il résulte de là les pulsations des artères, qui correspondent aux contractions des ventricules. Les artères portent le sang du cœur au tissu capillaire des différens organes.		Pulsations ou trop faibles ou trop irrégulières, suivant le mode d'altération des contractions du cœur. Inflammation de leurs tuniques; anévrisme, polypes, ossification, et autres lésions organiques.
VEINES	Elles proviennent des mêmes vaisseaux de la lame spongioso-vasculaire, et résultent de la dilatation produite par le sang que repoussent les plus petites veines. On en trouve dans toutes les parties du corps.	Tunique vasculaire et tunique cellulaire.	Canaux qui tirent leur origine des vaisseaux capillaires, et qui s'anastomosent pour former des troncs successivement plus volumineux, tels que les veines-caves supérieure et inférieure, et les veines pulmonaires. Elles communiquent avec les oreillettes du cœur. A l'intérieur elles sont garnies de valvules formées par des replis de la tunique vasculaire.	Contractilité obscure, et aptitude à recevoir le sang des capillaires, ainsi qu'à le transmettre jusqu'au cœur, par le secours des valvules.	Le sang.	Elles rassemblent le sang des tissus capillaires, et le transmettent aux oreillettes du cœur. Les valvules empêchent ce fluide de rétrograder.		Inflammation des tuniques, polypes, varices, ossification, et autres lésions organiques.
VAISSEAUX CAPILLAIRES	Ils proviennent également de la lame spongioso-vasculaire, et remplissent tout le corps.	Tunique vasculaire extrêmement mince.	Ils représentent partout des réseaux très compliqués, ou diversement disposés. Les uns sont plus grossiers, les autres plus déliés, et ne transmettent que la partie la plus ténue du sang.	Mobilité vasculaire, en vertu de laquelle les fluides se meuvent dans tous les vaisseaux qui ont la même structure.	Le sang et la sérosité.	Ils reçoivent le sang des artères, et, par leurs propres contractions, qui constituent l'excitement vasculaire, le transportent aux nerfs. En les traversant toutefois, ce fluide sert à plusieurs opérations, qui sont, l'exhalation, la nutrition, les sécrétions, et la calorification, dans l'exercice desquelles il se charge d'oxide de carbone. L'excitement vasculaire venant à s'accroître par différentes causes, il en résulte la turgescence de quelques parties.		Les causes morbifiques augmentent la contractilité des vaisseaux capillaires, l'excitement vasculaire s'accroît à un point considérable, et il en résulte l'inflammation. De là diverses sortes de tumeurs, et excès de chaleur. L'état opposé produit du froid. En outre, marasme, exhalations morbides, hydropisies, hémorrhagies. Le scorbut dépend en grande partie de l'action viciée des vaisseaux capillaires, et l'altération du sang peut être secondaire.
APPAREIL DE LA RESPIRATION	Dans l'origine, les deux poumons paraissent sous la forme de vésicules, qui se ramifient et s'entrelacent avec des vaisseaux capillaires sanguins.	Canaux aérifères, vaisseaux capillaires, artères, veines, nerfs, os, cartilages, muscles, plèvre.	Il résulte de la trachée-artère formée de membranes et d'anneaux cartilagineux. Cette trachée se subdivise jusqu'au point de former des canaux aérifères très déliés, qui se terminent par des cellules entourées de réseaux capillaires provenant des artères pulmonaires et bronchiales, et communiquant avec les radicules des veines du même nom. Les nerfs pneumogastriques donnent des filets qui se perdent dans les branches. Tous ces organes, couverts de la plèvre, constituent les poumons contenus dans leurs sacs, produits par la même membrane, et dont l'action est en rapport avec le mécanisme du thorax, cavité formée par les vertèbres, les côtes, les muscles et le diaphragme.	Mobilité vasculaire, sensibilité exquise des conduits aérifères. Dilatabilité des parois thoraciques par le moyen de la mobilité vasculaire.	Le sang, l'oxide de carbone, l'air atmosphérique, et le fluide nerveux.	Le sang veineux arrive aux vaisseaux capillaires du poumon, et irrite les extrémités des nerfs pneumogastriques; l'impression se transmet au sensorium, ce qui détermine le passage du fluide nerveux aux muscles de la respiration. Ceux-ci se contractent, la poitrine se dilate, les poumons aussi, et l'air se précipite dans la trachée, jusqu'au fond des cellules. Une portion du gaz oxigène se combine avec l'oxide de carbone, et forme de l'acide carbonique; l'autre se combine avec le sang, qui devient artériel. La sensation ayant cessé, le thorax s'abaisse, les poumons comprimés chassent l'air, et l'expiration s'exécute.		L'asthme, la dyspnée et l'orthopnée sont les affections qui dépendent de toutes les causes susceptibles d'empêcher le gaz oxigène de se combiner avec l'oxide de carbone et avec le sang. Asphyxie, pleurésie, péripneumonie, trachéite, bronchite, toux, coqueluche, phthisie, hémoptysie, hydrothorax, angine de poitrine, et autres lésions organiques.
VAISSEAUX LYMPHATIQUES	Ils sont formés par la lame spongioso-vasculaire, et se rencontrent dans toutes les parties du corps, à l'exception d'un petit nombre.	La tunique vasculaire, et la cellulaire extérieure.	Ils présentent des valvules très nombreuses, des anastomoses et des plexus très fréquens. Ce sont ces plexus qui forment les glandes conglobées. Au sortir de celles-ci les vaisseaux lymphatiques se réunissent en troncs plus considérables, qui donnent naissance aux canaux thoraciques, c'est-à-dire au court, situé à droite, et au long, ou canal thoracique proprement dit, situé à gauche. Ces deux canaux s'ouvrent dans les veines sous-clavières.	Aptitude à absorber et à transporter les fluides, en vertu de leur contractilité vasculaire.	La lymphe, le chyle, et autres humeurs.	Un grand nombre de ceux qui existent dans la cavité intestinale absorbent le chyle par leurs orifices; d'autres absorbent le chyle et les autres fluides de toutes les parties du corps. Le chyle et la lymphe traversent les glandes conglobées, dans lesquelles ils s'épurent vraisemblablement. Ensuite ces liqueurs sont versées par les canaux thoraciques dans les veines sous-clavières, où elles se mêlent avec le sang, et en réparent les pertes.		Si l'action absorbante languit, il se forme différentes espèces d'hydropisies, principalement dans toutes les cavités des membranes séreuses. Marasme provenant des affections des glandes, comme dans l'atrophie mésentérique. Une foule d'autres tumeurs glandulaires peuvent avoir leur siège dans la lymphe ou dans les vaisseaux lymphatiques, comme aussi les scrophules, la syphilis, etc.

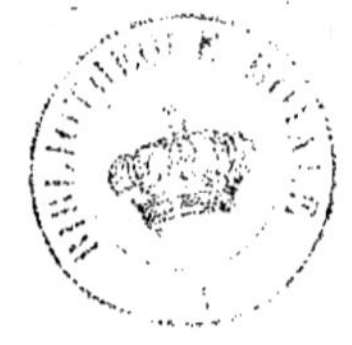

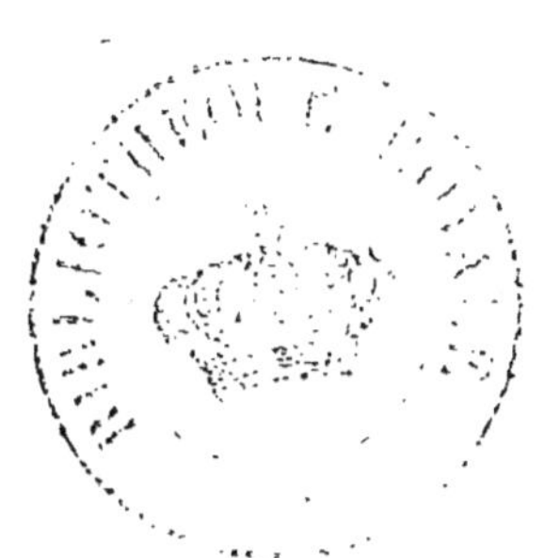

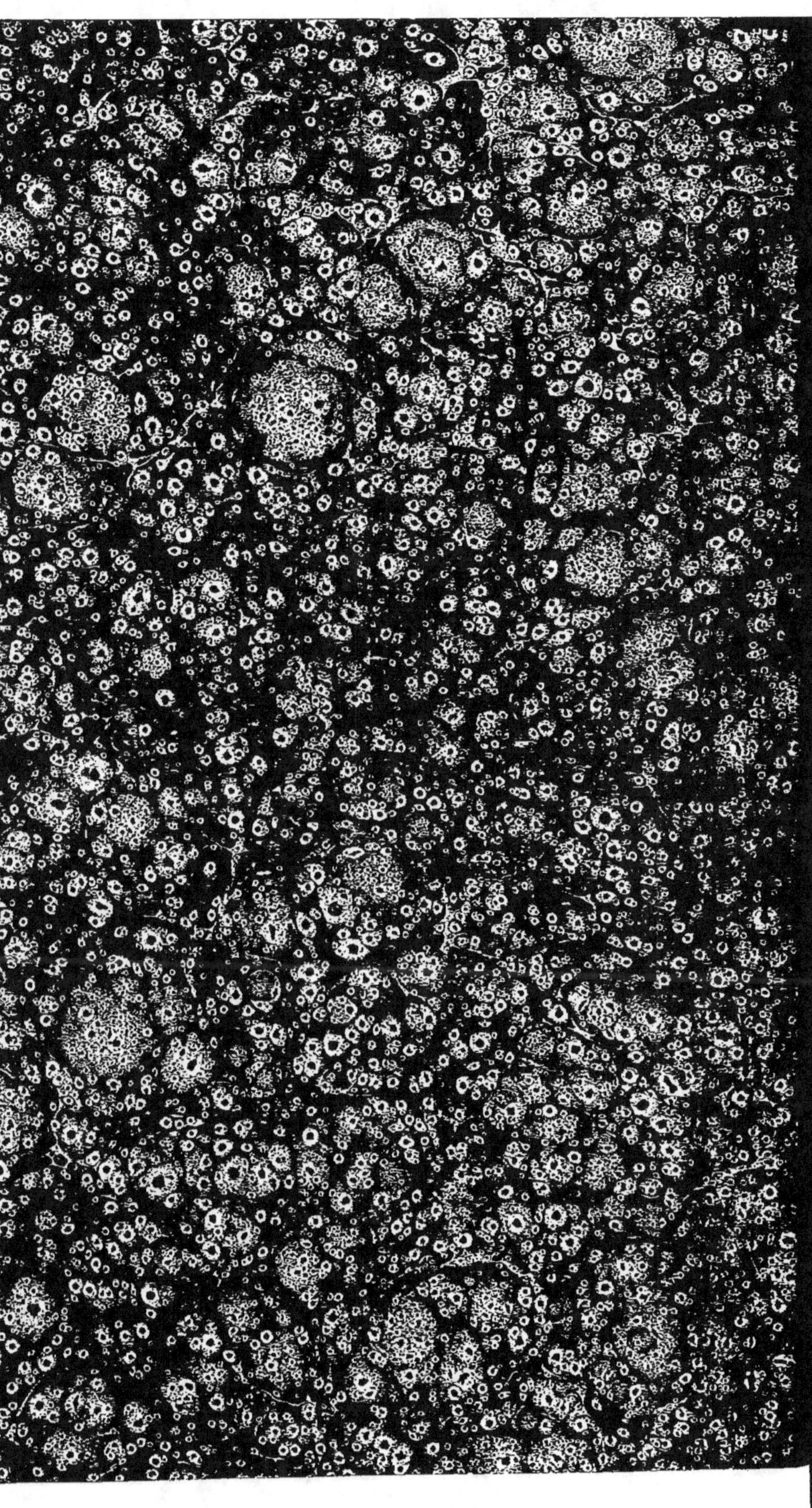

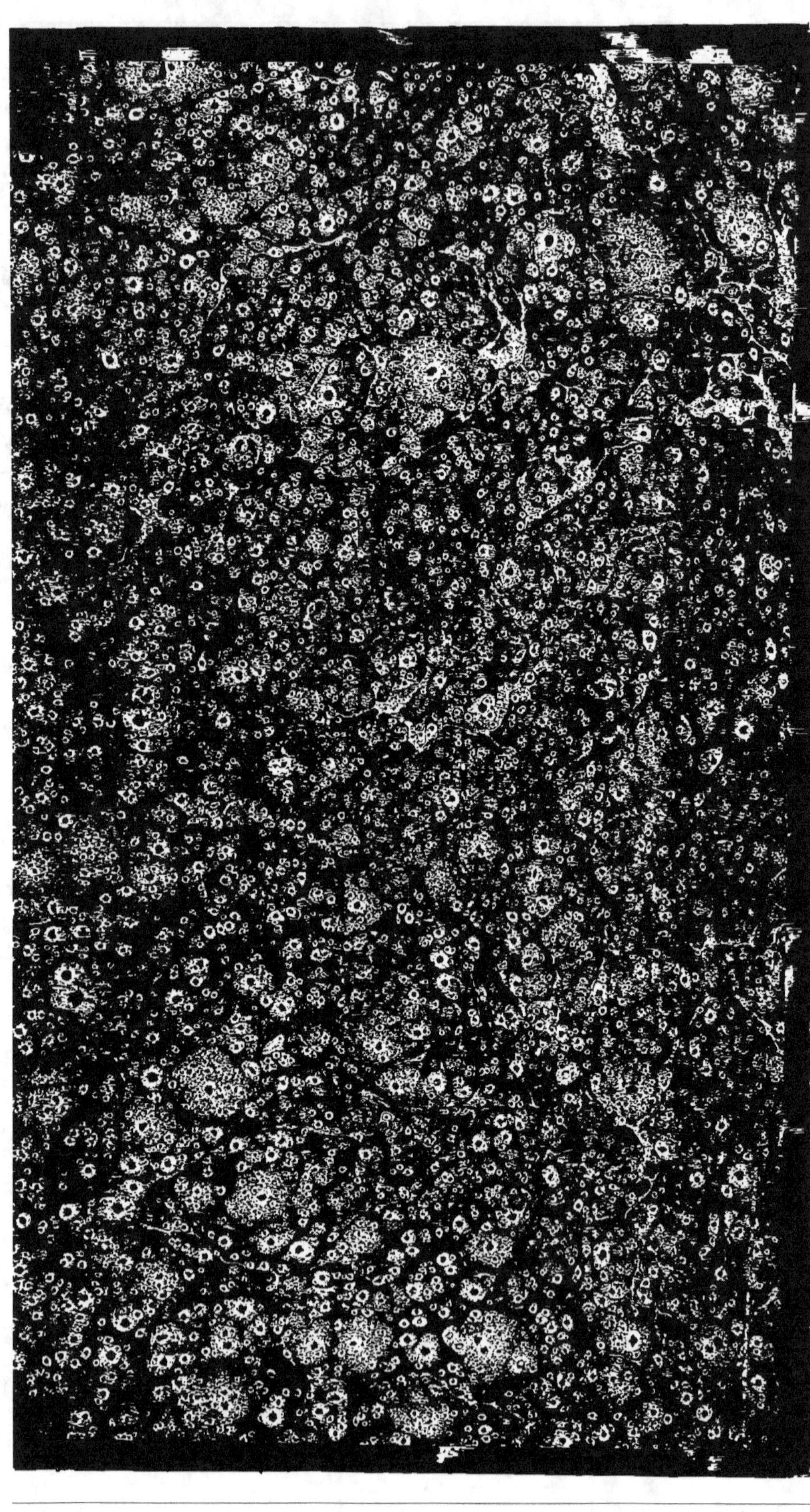

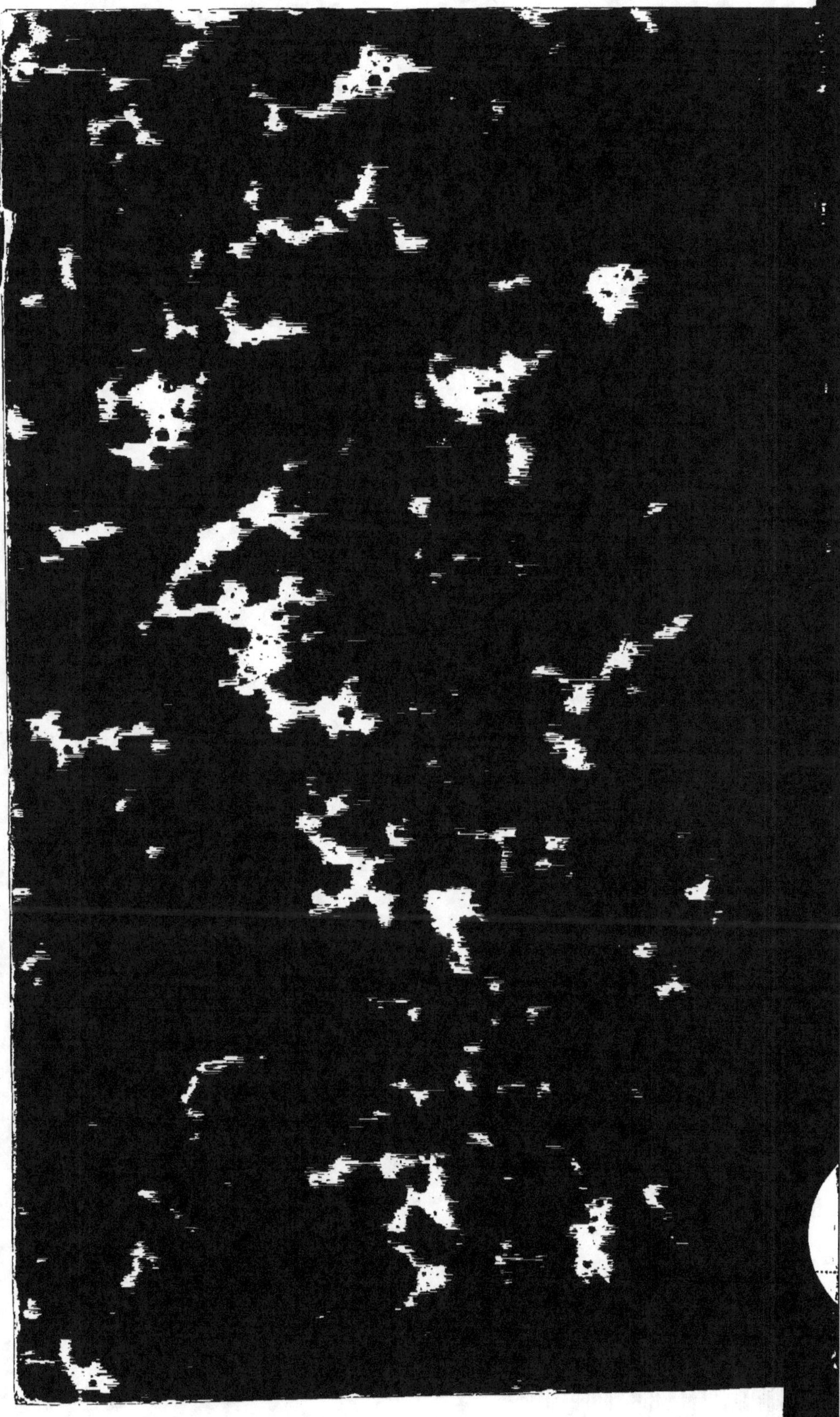